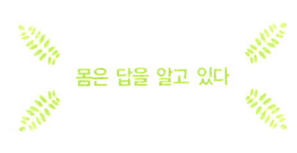

몸은 답을 알고 있다

김철환(서울백병원 가정의학과 교수) **지음**

몸은 답을 알고 있다

내 몸이 보내는 신호

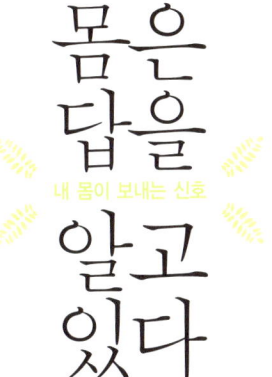

추천사

매일 걷는 생활이 벌써 10년이 넘었다. 40대 중반에 시작한 운동은 내 삶의 전환점이 되었고, 건강과 자신감을 얻었다. 지금 얻은 몸과 마음, 영혼의 축복은 기적이다. 이 책은 바른 의학지식과 상식으로, 필자의 경험과 성찰로, 마흔과 중년의 건강이란 무엇인지, 건강하려면 어떻게 해야 하는지를 자세히 밝히고 있다.

— 백수경, 인제학원 부이사장, 인제대학원대학교 학장

몸이 말을 걸어오는 때, 마흔이다. 사회적으로나 개인적으로 가장 성취수준이 높은 때이고 해야 할 일과 하고 싶은 일이 많은 때다. 그러나 아쉽게도 몸을 먼저 돌보지 않으면 어느 날 갑자기 사단이 나는 나이가 될 것이다. 그래서 누군가 이렇게 사는 모습이 어떠냐고 모범을 보여주는 이가 있다면 큰 믿음과 위안이 될 것이다. 바로 이 책의 필자가 그렇다!

— 전경자, 순천향대학교 간호대학 교수

하는 일이 '시민활동'이다 보니 세상일에 민감하고 예민하다. 정신없이 살다보니 내 몸이나 건강에 대해서는 둔감하고 관심 밖이었다. 누구나 비슷하지 않을까싶다. 이러는 사이, 나에게도 마흔이 배달되었다! 나는 이 책을 읽고 나서야 그동안 내 몸이 소리를 내고 있었다는 것을 알았다. 몸의 소리에 귀 기울이고 몸과 대화하며 새롭게 태어날 각오로 살아볼 생각이다.

– 전진한 , 투명사회를 위한 정보공개센터 소장

김철환 교수는 의사업무가 바쁜 중에도 오지랖 넓은 사람답게 금연운동과 시민단체 활동 등에 열심이다. 믿음이 가는 의사다. 이런 의사의 건강조언을 누구나 받았으면 좋겠다. 때마침 김철환교수의 책《몸은 답을 알고 있다》가 나왔다. 마흔에 시작한 건강여행으로 평생 행복한 삶이 되기를 바란다.

– 서경기, 목사, 한아봉사회 사무총장

머리말

몸이 경고하면 들어야 한다

주변을 둘러보면 남 말하기 좋아하는 사람들이 꽤 많다. 안줏거리처럼 주위 사람들에 대해 얘기 하는 걸 들어보면 주로 웃긴 이야기나 험담이 대부분이다. 특히 정치인과 검찰, 연예인이 도마 위에 잘 오른다. 이런 사람들은 공감하는 것은 잘 못하는데 훈계는 잘한다. 고쳐야 할 것을 빨리 고치라고 야단이고, 잘못하면 개념은 있는 거냐고 큰소리친다. 이래서 어떻게 선진국으로 갈 수 있냐고 열변까지 토한다.

그런데 이런 사람들이 아내나 자식들에게 재미있는 남편, 훌륭한 아빠 소리를 듣고는 살고 있을까, 남에 대해서 옳은 소리 잘하는 이분들이 정작 자신의 말과 행동은 옳고 건강할까, 자신의 몸과 마음을 바르게 알고 전문가의 권고를 따라서 건강하게 지키고 있을까 하는 의구심이 든다.

　일시적인 감정에 따라 움직이는 것이 아니라 정해진 원칙대로 누구에게 알려져도 부끄럽지 않게 생활을 하고 있는가? 사실 그렇지 못한 사람들을 더 자주 본다. 건강문제는 인생에서 기본적인 삶의 가치나 원칙과는 별개로 생각하기도 한다. 흡연, 과음, 비만, 운동 부족, 스트레스 등등. 이런 것들은 인생을 잘 사는 것과 별 관계가 없다고 여기는 것이다. 가장이 건강해야 가족이 평안한데, 가족이 아빠 담배 피는 것 싫어하는데 별 상관하지 않는다. 건강습관이 나쁘면 질병에 걸릴 확률, 일찍 세상을 떠날 확률이 높아진다고 얘기해주면 자신은 이미 잘 알고 있다고 대답한다. 그런데 알면서도 자신은 못 바꾼다. 알면서 왜 못 바꿔?

　다른 사람이 잘못하는 것은 핏대를 내면서까지 비판하는 사람이 자신의 잘못된 습관은 바꾸려하지 않는다. 원래 사람들이 그렇다. 알면서도 잘 못 바꾸는 것이 인간이다. 정치권과 정부 관료, 대기업, 이런저런 권력을 가진 사람들 역시 잘못된 것을 알면서도 이런저런 이유를 대면서 못 바꾼다. 물론 사회 윤리와 개인 건강습관이 같은 차원은 아니다. 하지만 나는 의사로서 좀 무리하게라도 그렇게 비교하면서 잘못된 습관을 고쳐주고 싶다. 우리 주위에는 걱정되는 사람들이 너무도 많기 때문이고 나는 건강에 관해서라면 상대적으로 오지랖이 넓은 편이기 때문이다.

못 바꾸면 못된 것들이 찾아온다. 특히 건강습관을 못 바꾼 사람에게 꼭 찾아오는 것이 있다. 어떤 것은 갑자기 찾아오고 어떤 것은 천천히 찾아온다. 예를 들면 심뇌혈관질환의 50%는 찾아오는 순간 바로 하늘나라로 데려간다. 급행열차다. 암도 무섭다지만 그래도 암은 50% 정도는 완치가 가능하고, 만약 완치할 수 없는 암을 진단받았다고 하더라도 몇 달 정리할 시간이 있다. 하지만 심근경색증이나 뇌중풍이 찾아 온 사람의 50%에게는 이런 기회가 주어지지 않는다. 심근경색증은 병원에 도착하기 전에 사망하는 수가 많고 10% 정도는 병원에서 사망한다. 이런 사람들 중에는 평소 협심증이나 고혈압을 앓는 경우도 있지만 건강에 아무런 문제가 없었는데 갑자기 사망에 이르는 돌연사도 있다. 시한폭탄과 같이 심장에 문제를 감추고 있다가 어떤 스트레스가 주어지면 갑자기 이 시한폭탄이 작동하기 때문이다. 심장은 외부에서 심장의 박동을 조절하는 교감신경계와 부교감신경계의 영향을 받기도 하고, 또 심장 자체에 박동을 조절하는 기관이 있어 상호 영향을 주고받는다. 그런데 무리하고 정신적으로 불안정한 상태가 지속되면 아드레날린을 비롯한 각종 스트레스 호르몬이 분비된다. 또한 평소에 고혈압, 고지혈증, 흡연, 운동 부족, 당뇨병, 비만, 짜게 먹는 식사습관, 과음 등의 위험요인이 내재된 사람에게 과로사가 잘 찾아온다. 이런 위험요인을 갖고 있는 사람은 자신은 느끼지 못하지만 심장에 산소와 영양을 공급하는 혈관인 관상동맥이 좁아져 있는 경우가 많기 때문이다. 관상동맥이 좁아지면 스트레스를 많이 받을 때 좁아진 혈관 주변의 피가 응고되어 혈관을 막는 심근경색증이 발생하는데 이것이 돌연사의 원인이다.

심뇌혈관질환 말고도 여러 가지 질병과 건강위험요인으로 걱정되는 사람들이 많다. 40세가 안 되었는데 이미 간질환에 당뇨병이 겹쳐 있고, 50세가 안 되었는데 건강이 나빠져서 부부생활도 할 수 없게 되었고 매사에 자신이 없어진다. 고칠 수 있는 건강습관만 바꾸어도 일찍 찾아온다는 심뇌혈관질환이나 당뇨병의 80%, 암의 50%는 예방이 가능하다. 인생에서 예방할 수 없는 불행이야 어쩔 수 없다지만 미리 막을 수 있는 불행을 손 놓고 있다가 당하는 것은 안타까운 일이다.

경고하면 들어야 한다. 늦었다고 생각할 때가 가장 빠른 때라고 하는 흔하디흔한 경구도 있지 않은가. 경고할 때 들어야 한다. 경고등이 켜졌는데도 듣지 않으면 반드시 사고가 발생한다. 심장질환을 일으키는 원인 중 4대 원인이라고 하는 고혈압, 흡연, 고지혈증, 당뇨병 이 네 가지가 심장질환을 예고하는 조기경보 신호라고 봐야 한다. 이 네 가지 위험요인이 많을수록 심장질환의 위험은 가중된다. 이 외에도 급한 성격, 비만, 운동부족, 과음, 과로 등도 중요한 원인이므로 고쳐야 한다. 젊었을 때 주체 못하던 성욕과 성기능이 40대 들어 확 줄어드는 것을 느끼면 나이는 못 속인다고 위안한다. 하지만 아니다. 갑작스런 성기능장애는 동맥경화의 조기경보라고 봐야 한다. 발기는 혈관의 수축과 이완 작용으로 일어나는데 동맥경화가 진행되면서 가장 예민한 혈관인 남성 성기 혈관이 영향을 받았다는 것을 의미한다. 그러므로 발기부전은 곧 생명과 직결되는 심장과 뇌혈관도 동맥경화가 진행되고 있다는 것을 의미한다. 그런데 나이 탓만 하다니!

어떤 사람은 이렇게 말한다.
"누가 건강 중요한지 모르나? 나라고 무리하고 싶어 하나? 일이 많은데 어떻게 하나. 잦은 술자리와 과로도 내가 좋아서 하나? 담배, 그것도 없으면 스트레스는 어떻게 해소하라고? 뱃살 빼라고? 그게 그리 쉽나. 운동? 나 정말 시간 없다. 놔둬! 나 이렇게 살다 죽을래."

내심 그런 일이 자신에게는 안 생긴다고 믿고 있고, 설령 생긴다 하더라도 죽으면 끝이라고 생각한다. 끝까지 버티다가 일 생기면 확 저지르는 것이 인간의 심리이다. 하지만 그건 어디까지나 소박하고 행복한 바람일 뿐이고 불행은 습관이 나쁠수록, 시간이 지날수록 높아진다. "이렇게 살다 죽을 거야!"라고 배짱 좋은 소리도 하지만 병 생기면 힘들고 외롭고 추하게 후회하는 환자들을 너무나 많이 봐 왔다. 그러니 좋은 말로 할 때 바꾸자. 큰 병으로 고생하고 나서, 죽다 살아난 경험을 하고 난 다음에 바꾸지 말자. 그 경험 한번 해보려다가 절반은 그냥 세상을 떠난다. 한 번에 못 바꾸면 하나씩, 조금씩, 현재 할 수 있는 것부터 해 나가보자. 한 걸음씩 간다면 못 갈 곳이 없다. 죽은 사람 소원도 들어준다는데 왜 멀쩡하게 살아 있는 가족과 동료의 소원을 못 들어주나? 몸은 외친다. "못 살겠다! 바꿔보자!"

건강은 건강할 때 지켜야 한다. 더 이상 건강관리를 뒤로 미루어서는 오는 불행을 막을 수 없다. 개인이 재정 리스크 관리를 못하면 파산한다. 회사가 고객관리에 소홀하면 급전직하로 망한다. 건강습관을 알면서도 못 바꾼다면? 몹쓸 것들이 찾아온다. 못 바꾸겠다고? 그러면 옳은 소리 하는 당신에게 아들, 딸과 부인, 그리고 주변 사람들이 "너나 잘 하세요"라고 해도 당신은 아무 할 말이 없을 것 아닌가?

그러니 자! 이제부터 당신을 젊게 만드는 행복한 건강여행을 떠나보자!

2013. 2
저동 연구실에서
저자 김철환

차례

추천사 4

머리말 **몸이 경고하면 들어야 한다** 6

행복한 건강여행 1 세월 앞에 꼼수는 없다 17
행복한 건강여행 2 나는 '건강하게' 얼마나 더 살 수 있을까? 22
행복한 건강여행 3 살아온 40년, 살아갈 40년 28
행복한 건강여행 4 '돌연死'는 나이를 따지지 않는다 35
행복한 건강여행 5 사람들이 가장 두려워하는 병은 무엇일까? 43
행복한 건강여행 6 기억력 · 건망증 · 치매는 어떻게 다른가? 52
행복한 건강여행 7 나의 '항암능력'은 얼마나 될까? 59
행복한 건강여행 8 빨리 응급실로 가세요! 64
행복한 건강여행 9 발기부전은 동맥경화의 초기 증상이다! 71
행복한 건강여행 10 여性 상식에 무지한 당신, 남편 맞이? 77
행복한 건강여행 11 대머리와 심장질환이 무슨 관계? 82

행복한 건강여행 12 비듬은 왜 생기는 것일까? 88

행복한 건강여행 13 체중이 빠진 환자에 의사들은 초긴장! 왜? 91

행복한 건강여행 14 담배가 내 몸에 하는 일들, 오 마이 갓! 96

행복한 건강여행 15 담배씨, 우리 그만 헤어지자! 104

행복한 건강여행 16 정말 좋은! 지방과 콜레스테롤 이야기 110

행복한 건강여행 17 커피는 항암식품! 119

행복한 건강여행 18 술 마시는 사람이 더 건강하다? 125

행복한 건강여행 19 제발 부탁이니, 음주 7계명을 잊지 마시라 130

행복한 건강여행 20 정기건강검진은 최고의 건강습관이다 135

행복한 건강여행 21 예방주사가 필요해! 142

행복한 건강여행 22 나와 가족을 위한 가정상비약 준비하기 149

행복한 건강여행 23 기적의 약 아스피린 이야기 154

행복한 건강여행 24 닥터 쇼핑 하지 말고 주치의를 가져라 157

행복한 건강여행 25 상업적인 광고에 내 몸을 맡기지 마라 168

행복한 건강여행 26	잘못 알려진 건강상식이 많아도 너~무 많아	175
행복한 건강여행 27	항암능력을 키우는 항암밥상을 차리자	188
행복한 건강여행 28	먹는 것에 혁명을!	195
행복한 건강여행 29	내 몸이 내 몸 같지 않다고? 문제는 자율신경이야!	203
행복한 건강여행 30	'마음의 면역력'이 더 중요하다	208
행복한 건강여행 31	몸이 피곤한 네 가지 이유	214
행복한 건강여행 32	햇빛이 최고의 수면제다	220
행복한 건강여행 33	'기능성 위장장애'의 유일한 약은? 마음을 잘 먹는 것!	225
행복한 건강여행 34	몸을 살리는 중독, 몸을 망치는 중독	230
행복한 건강여행 35	인생의 전환을 가져올 꿈의 숫자, 42.195	237
행복한 건강여행 36	몸을 움직이는 즐거움을 아는가?	243
행복한 건강여행 37	운동은 얼마나 해야 할까요?	249
행복한 건강여행 38	허리는 펴고, 목은 들고 사세요~	260
행복한 건강여행 39	1일 1식? 1일 3식? 내 몸은 몇 끼가 필요한가?	266
행복한 건강여행 40	외모와 냄새는 지금 자신의 건강상태다	281

행복한 건강여행 1

세월 앞에
꼼수는 없다

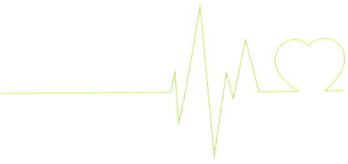

어느 날 내 외래를 급하게 찾은 모 교수는 전부터 알고 지낸 유명대학 교수이고 한창 잘 나간다고 들었던 사람이었다. 그는 최근 몇 달 전부터 가슴이 답답하고 소화가 안 되고 수업을 제대로 할 수 없을 정도로 몸이 나빠졌다고 하였다. 나는 그와 상담하는 중 우울증이 왔다는 것을 직감할 수 있었다. 그는 자신의 우울증을 부인했다. 자신은 아직도 왕성하게 일하고 있고 그렇게 마음 약한 사람이 아니라는 것이었다. 그는 단지 몸에 어떤 병이 생긴 것이니 검사를 해달라고 요구했다. 나는 그를 설득하여 내시경을 포함하여 몸에 어떤 병이 있는지 찾는 검사는 당연히 하겠지만 검사에만 의존하면 안 된다고 설명했다.

마음도 몸과 마찬가지로 이런저런 문제에 시달릴 수 있고 그렇게 되면 마음과 연결된 몸에 이상증상이 생긴다는 것을 설명해주었다. 이 교수는 검사 결과 심각한 병은 없었지만 복부 비만과 콜레스테롤이 높은 것을 알게 되었다. 이 문제도 해결해야 할 문제이지만 여러 증상의 원인은 아니었다. 우선 식사조절과 운동으로 뱃살을 줄이면서 콜레스테롤 수치는 다시 검사하기로 하였고, 우울증은 상담과 함께 항우울제를 복용하도록 설득했다.

그 후 몇 차례 상담과 약물요법을 병행했고 몇 주 뒤 그가 외래에 다시 왔을 때 나는 그를 금방 알아보지 못했다. 옷차림도 맵시 있게 차리고 밝은 얼굴로 들어오는데 딴 사람 같았다. 그는 술과 담배, 과로, 그리고 가족에 대한 무관심, 이런 것들이 자신에게 스트레스로 작용하였고 최근 몇 달간은 남들에게 말할 수도 없는 인생의 허무한 점들만 눈에 들어왔다고 했다. 그리고 이제 자신을 좀 더 잘 돌보고 가족과도 좋은 관계를 회복하겠다고 했다. 아직 40대 초반인 교수는 최근까지 젊을 때처럼 생각하고 일하고 놀고 마셨지만 어느 날 갑자기 똑똑하고 문을 두드리며 마침내 중년이 배달된 것을 깨닫게 된 것이다.

중년이라니! 아직 중년은 아니라고 주장하고 싶을 것이다. 그러나 세월은 청년의 시기가 지나면 반드시 중년으로 넘어간다. 우스갯말로 그 세월이 소년을 데리고 온다면 참 좋겠지만, 가는 세월을 누가 막을 수 있으랴? 고려 시대 우탁(1262~1342)이 지은 시조 탄로가(嘆老歌)에 나타난 이야기의 주인공이 되어가는 셈이다.

그가 뭐라고 했나. "한 손에 막대 잡고 또 한 손에 가시 쥐고, 늙는 길 가시로 막고 오는 백발 막대로 치렸더니, 백발이 제 먼저 알고 지름길로 오더라"라고 하지 않았던가.

한마디로 세월 앞에는 꼼수가 없다는 말이다.

마냥 청춘인 줄 알았는데 어느 날 다가온 40세 전후의 중년이 되면 누구나 몸과 마음에 변화를 느낀다. 그렇게 잘 자던 잠을 설치거나 일의 집중력과 자신감이 줄어든다. 배는 나오고 성욕도 떨어지고 부부생활도 예전 같지 않다. 과음하면 며칠씩 컨디션이 정상으로 돌아오지 않는다. 하지만 누구 말마따나 정말 '아플 수도 없는 마흔' 아닌가. 정말 아프면 큰일이다. 아플 수도 없고, 아파서도 안 되는 때이다. 해야 할 일이 산더미처럼 쌓였고 내가 책임져야 할 일밖에 없다. 그렇게 아프면 안 된다고 스스로 다짐하지만 나이는 속일 수 없다. 그동안 혹사한 몸을 더 이상 망가지지 않게 추스르지 않으면 탈이 나고 만다. 몸과 마음을 소모품처럼 혹사시키면 고장이 나거나 반란을 일으킨다. 그래서 마흔의 건강은 보기 좋으라고 차고 다니는 액세서리가 아니라 가장 먼저 챙겨야할 필수품이다.

우리 주변에 말을 안 하고 내색할 수 없어서 그렇지 40대임에도 불구하고 심장병과 중풍이 드물지 않다. 성기능장애를 가진 40대도 흔하다. 속된 말로 '쪽팔려서' 말을 못할 뿐이다. 그동안 몸과 마음을 돌보지 않은 결과다. 하지만 건강관리를 잘 해온 사람은 이런 문제가 없다. 비록 얼굴의 주름은 늘고 머리에도 흰머리가 나기 시작해서 영락없이 "아저씨~"소리를 듣지만 몸과 마음은 아직 가을 제철 만난 고등어처럼 싱싱하다. 여전히 건강하고 활동적으로 일하고 60대에도 부부 금슬이 좋다.

40대에 와서 이렇게 전혀 다른 인생극장으로 갈라지는 이유는 무엇일까? 바로 동맥경화 때문이다. 심장병, 중풍, 성기능장애는 바로 동맥경화가 원인이다. 그러므로 20대부터 시작되어 40대에 증상이 나타나는 동맥경화를 얼마나 늦추는가가 관건이다. 운동과 식사조절로 적당한 체중을 유지하면서 나름 건강관리를 꾸준히 실천하는 사람과 그렇지 않은 사람의 동맥경화는 엄청나게 차이가 난다. 동맥경화의 진행이 빠른 사람은 40대에 문제를 일으킬 정도로 혈관이 좁아진다. 중년은 단지 나이가 결정하는 것이 아니다. 생활습관과 건강 수준이 나쁘면 청년에 중년이 오고 중년에 노년이 온다. 40세가 되면 중년은 자동 배달되지만 그 건강의 수준과 삶의 질은 천양지차다. 바로 당신의 건강습관이 결정적 요인이다. 기대해도 좋다. 오늘 저녁이라도 똑똑! 노크 소리와 함께 중년은 기어코 배달될 터이니, 그때 당신이 손가락을 탕탕 튕겨내는 탱탱한 고등어일지, 말라비틀어진 북어대가리일지는 당신에게 달린 문제다.

행복한 건강여행 2

나는 '건강하게'
얼마나 더
살 수 있을까?

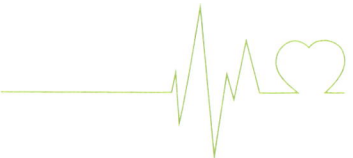

　　　　　　　　　　　　　'앞으로 나에게 살날이 얼마나 남아 있을까?'라는 질문을 해본 적이 있는가? 나 자신뿐만 아니라 내 남편, 내 아내, 부모님 누구라도 생애가 얼마나 남았는지 아는 방법이 있다. 평균적으로 남아 있는 수명을 '기대여명'이라고 한다. 이것을 알아보면 된다.

　먼저 용어 정리를 해보자. 평균수명, 기대수명, 건강수명, 기대여명 등 수명을 뜻하는 용어가 여러 가지가 있는데 우선 정리가 필요하다.

　평균수명은 현재 사망하는 사람들의 평균 나이가 아니다. '현재 0세의 기대여명'이다. 즉, 현재 태어나는 아이들이 현재와 같은 조건이라면 평균적으로 얼마나 살 수 있는가를 뜻한다. 나라마다 출생신고나 사망신고가 정확히 이루어지는 정도가 달라서 국제 비교를 위해 평균수명을 사망신고 된 사람들의 평균 나이로 하지 않는다. 평균수명은 태어나는 아이들이 현재 조건으로 살아갈 연수를 추정한 것이다. 나라마다 같은 조건으로 계산해야 비교가 가능하기 때문이다.

기대수명은 기대여명과 같은 의미인데 각 나이별로 현재의 평균적인 건강위험을 고려해서 남아 있는 수명을 말한다. 통계청 발표 자료를 보면 2011년 태어나는 아이들의 기대여명은 남자 아이는 77세, 여자 아이는 84세다. 하지만 2011년 기준으로 현재 50세인 남성은 실제 평균 사망 예상 나이가 80세, 여성은 86세다. 즉, 50세인 사람은 그 해 태어난 아이들의 기대여명보다 많다. 왜냐하면 이들은 올해 태어난 아이들이 살아갈 때 가능한 위험을 이미 이겨냈기 때문이다. 보통 사람들이 가장 많이 하는 실수가 바로 앞으로 자신이 살아갈 날을 이 평균수명에서 자신의 나이를 빼는 것이다. 하지만 실제 기대수명은 그렇게 계산한 연수보다 최소한 평균적으로 2~3년은 더 산다.

그런데 정작 기대수명보다 더 중요한 것은 건강수명이다. 건강수명은 아프지 않고 건강하게 살아가는 기간을 의미한다. 건강수명은 기대수명에서 아파서 고통당하고 몸져 누워있는 기간을 뺀 것이다. 2011년 기준으로 건강수명은 남성은 71세, 여성은 74

세로 평균 수명과는 남성은 6년, 여성은 10년 정도 차이를 보였다. 이는 생을 마감하기까지 약 6-10년은 각종 질환에 시달리고 있음을 의미한다. 건강관리를 잘 하면 이 길고 아픈 기간을 줄일 수 있다.

　통계청에서 발표하는 평균수명을 볼 때 유념할 것은 평균수명은 그야말로 평균 개념이라는 점이다. 각 나이대별로 평균 기대수명이다. 하지만 정작 중요한 것은 평균이 아니라 바로 '나' 개인이다. 내가 얼마나 더 살 수 있는지를 예측할 수 있을까? 결론적으로 미래를 정확히 예측할 수는 없다. 다만 현재의 상태를 평가해서 향후 얼마나 더 살지를 계산해주는 프로그램이 있기는 하다. 이런 프로그램을 이용하면 확률적으로 더 높게 자신의 기대여명을 예측할 수 있다. 나의 기대여명을 간단하게 계산하는 법은 국민건강보험공단에서 제공하는 '건강인'이라는 프로그램을 이용하는 것이다. 인터넷으로 가입하고 사용할 수 있다. 물론 무료이고 누구나 쉽게 이용할 수 있다. 개인정보를 활용해야 하므로 공인인증서로 등록해야 한다. 이 프로그램의 장점은 계산이 쉽고 그동안 2년마다 제공하는 건강진단을 받았다면 그 자료도 반영한다는 점이다. 즉, 개인별 혈압, 혈당, 간 기능 이상, 콜레스테롤 수치 등을 반영하고 응답했던 건강습관을 반영해서 개인별로 현재 실제 나이와 건강 수준을 반영한 건강나이를 계산해준다. 즉, 실제 나이가 50

세인 분도 '건강인' 프로그램으로 계산된 건강나이가 40세로 나오면 통계청에서 발표한 기대여명 33년이 남은 인생이 아니라 40세의 기대여명으로 보아 43년이 남은 인생이다. 무려 10년을 더 번 셈이다. 이처럼 나이는 숫자에 불과하고 실제 얼마나 오래, 건강하게 살 것인가는 현재 갖고 있는 건강위험요인이 결정한다.

우리나라의 100세 이상 장수한 고령자가 최근 5년 만에 거의 두 배로 늘어나서 약 5,000명 정도다. 필자의 할머님도 만 100세의 나이로 재작년에 돌아가셨다. 우리 주위에 건강하게 장수하는 어르신들이 늘고 있다. 우리나라 사람들의 평균수명이 느는 가장 큰 이유는 사회경제적인 발전과 함께 개인위생의 개선, 의료 서비스의 증가 등 복합적인 것이다. 이 중 가장 중요한 요인 한 가지만 뽑으라고 하면 식생활이 개선된 것이다. 과거보다 영양 상태가 좋아져서 면역력이 좋아진 것이 장수의 가장 큰 요인이다. 제주지역 100세 이상 장수노인들의 식생활 연구결과를 보면 장수의 비결은 채소를 위주로 한 소박한 식단이라고 한다. 자기 동네에서 나는 신선한 야채를 자주 먹고 채소를 김치와 같은 형태로 발효를 시켜서 드시고 된장, 고추장과 같은 발효음식을 먹은 결과다. 뿐만 아니다. 과거와 달라진 점은 고기와 해산물, 계란과 같은 단백질과 지방을 먹을 기회가 훨씬 많아졌다는 것이다. 우리나라 전통 음식은 세계 영양학자들이 부러워하는 훌륭한 식단인데 단백질과 칼

숨이 좀 부족한 것이 과거의 문제였다. 그런데 경제가 좋아지면서 이 점이 자연스럽게 해결된 것이다. 전체적으로 곡물과 채식을 주로 하되 단백질과 지방도 적절하게 섭취하는 균형 잡힌 식사를 하는 사람들이 많아진 것이 장수자가 느는 가장 중요한 이유가 된 것이다. 특별한 보양식이나 건강식품이 사람을 건강하게 한 것이 아니다.

단지 수명이 느는 것이 중요한 것은 아니다. 몸과 정신이 모두 건강하게 오래 사는 것이 중요하다. 장수도 중요하지만 '성공적인 노화(successful aging)'가 더 중요하다는 뜻이다. 성공적인 노화를 결정하는 것은 3분의 1이 유전이고, 나머지 3분의 2는 우리가 선택할 수 있는 생활습관이다. 어떤 생활습관을 갖느냐가 성공적으로 늙을 수 있느냐를 결정하는 것이다. 흡연, 비만, 과음, 고혈압, 당뇨병, 고지혈증 등 건강문제가 있다면 먼저 이를 해결하자. 금연, 절주, 소식, 다동(多動)을 실천하기를 바란다. 담배는 안 피우고, 술은 안 마시거나 마시더라도 조금 마시고, 식사량을 항상 절제해서 먹되 균형 잡힌 식사를 하라. 그리고 부지런히 일도 하고 운동도 하는 것이 바로 건강의 비결이다.

이는 80대 후반인 지금도 활동적으로 일하는 인제학원 백낙환 이사장님에게 필자가 배운 지혜다. 가만히 생각해 보니 인기리에 방영되었던 의학드라마 '골든타임'의 이사장과 많이 닮았다. 사실 '골든타임'은 우리 재단의 해운대백병원에서 촬영이 이루어졌는데 그곳의 외상센터 스태프들이 이야기 구성을 도왔다. 백 이사장님은 조그만 의원에서 시작해서 대학병원 5개와 종합대학교를 만든 경영의 달인이지만 돈이 안 되는 일에도 발 벗고 나섰다. 돈이 안 되는 일이라고 여러 사람들이 말린 응급실과 외상센터를 확장해왔고, 항생제를 덜 사용하고 자연분만을 강조하며 환경을 보존하는 운동 등을 해왔다. 이렇게 소신 있게 일하면서 건강습관을 실천하니 몸과 마음이 모두 건강하다. 누구든지 좋은 건강습관을 실천하고 여기에다 마음을 잘 다스리고 여러 사람들과 좋은 관계를 맺고 산다면, 그리고 머리와 손과 발을 많이 쓰는 일을 꾸준히 한다면 장수의 복을 누릴 수 있다. 지금 이 글을 읽고 난 다음 꼭 국민건강보험공단의 '건강인' 프로그램에 들어가서 나의 건강나이를 계산해보고 혹시 자신에게 부족한 점이 있다면 이를 개선하는 기회를 갖기를 바란다.

행복한 건강여행 3

살아온 40년,
살아갈 40년

우리나라가 세계에서 1등 하는 것이 있다는 것은 참으로 자랑스러운 일이다. 인터넷 인프라, 휴대폰 보급률, 메모리 반도체, 조선 등은 최근 몇 년 동안 부동의 1위를 차지하고 있다. 문제는 세계 1위를 하지 말았으면 하는 것들도 1등을 떡하니 하고 있다는 사실이다. 분만저하율, 고령화율, 교통사고 사망률, 음주 운전, 낙태, 노동시간, 40대 남성 사망률, 40대 남성 간질환 사망률, 그리고 자살률 같은 것들이다.

과거 자살은 일본에서 흔하고 스칸디나비아 반도의 사회보장이 잘된 나라에서 높았다. 지금도 그렇게 기억하는 사람들이 많을 정도다. 하지만 지금은 아니다. 현재 세계적으로 가장 자살률이 높은 나라는 바로 대한민국이다. 그것도 2위 자살국보다 무려 1.5배 높은 1등이다. 국가별 연령구조 차이를 감안해 OECD 기준으로 산정한 자살률은 2010년 기준으로 인구 10만 명당 28.1명으로 OECD 회원국 중 1위였다. 한국 다음으로 일본 19.3명, 프랑스 13.8명, 스웨덴 11.0명이다. 미국은 10.5명, 호주 7.5명, 경제 위기의 그리스조차 2.8명에 불과하다. 자살은 현재 우리나라 10대, 20대, 30대의 사망 원인 1위인데 세계 어느 나라도 이런 통계를 갖고 있지 않다. 뿐만 아니다. 자살은 40대, 50대 사망 원인 2위, 60대 사망 원인 4위를 차지한다. 매년 1만 5,000명이 넘는 한국인이 자살로 사망하고 있는데 더 큰 문제는 이 숫자가 해마다 늘고 있다는 사실이다. 자살 성공률로 보면 자살을 시도하는 사람은 5만 명이 넘고, 자살을 생각하는 사람은 백만 명이 넘는다.

왜 대한민국의 자살률은 세계 1위일까? 나는 지나친 경쟁과 비교의식, 그리고 미래 불확실성의 증가에서 그 원인을 찾고 싶다. 그리고 이런 부담은 학생 때부터 시작된다고 믿고 있다. 우리나라 중고등학생만큼 공부의 부담이 큰 나라가 없다. 10대 자살률도 세계 1위다. 청소년이건 중년이건 노년이건 모두 너무 남을 의식한다. 좁은 땅에서 많은 사람들이 살다보니 남 눈치를 보는 것일까? 자신의 삶을 자랑스럽게 생각하고 자신만의 삶을 계획하고 사는 것이 아니라 남과 비교하는 소리를 많이 낸다. 그런데 이 비교의식은 스트레스의 주원인이다. 또 경제는 어렵고 고용은 불안하다. 많은 노동자들이 조기 퇴직과 비정규직으로 내몰리고 있다. 그런데도 사회보장 시스템은 미비하다. 그러니 국민들은 불안하지 않을 수 없다. 사회 양극화가 심화되면서 상대적 박탈감은 더욱 깊어지고, 경쟁은 심해지는데 마음을 터놓고 얘기할 친구, 이웃은 갈수록 줄고 있다. 옆집에서 사람이 죽어도 알 수 없는 게 우리의 현실이다. 이 모든 이유들이 우리나라를 자살률 1위 국가로 만들었다.

40대라면 한창 일할 나이인데 암이나 자살, 그리고 간질환으로 생을 마감하는 사람이 적지 않다. 여기에 일부는 돌연사라는 예기치 못한 불행을 당한다. 돌연사는 평소 건강해보이던 사람이 어느 날 갑자기 사망하는 것을 말한다. 돌연사는 한 가지 원인은 아니지만 주로 심장 문제로 인한 사망이 대부분의 원인을 차지하고 있다. 성인 돌연사는 거의 모든 경우 남성에서 일어나는데 왜 그럴까? 그 이유는 돌연사의 원인을 남성들이 여성보다 월등하게 많이 갖고 있기 때문이다.

근로자들의 돌연사는 대부분 과로사이다. 법원의 판례를 보면 평소 지병을 갖고 있었다고 하더라도, 또한 사망이 집에서 일어났다고 하더라도 최근 회사의 일이 근로기준법에 정해진 근무 시간을 초과하거나 평소보다 심한 육체적 혹은 정신적인 격무가 인정되면 과로사로 인정해 산재보상보험법의 보상을 받을 수 있도록 하고 있다. 산재보상보험법 시행규칙에는 뇌출혈, 지주막하출혈(뇌출혈의 일종), 뇌경색, 고혈압성 뇌증, 협심증, 심근경색증이 발병하거나 이 병으로 사망한 경우에 다음과 같이 업무와 관련이 있다고 인정되면 산재보상을 해주고 있다.

- 돌발적이고 예측 곤란한 긴장, 흥분 등의 급격한 작업환경의 변화로 근로자에게 현저한 생리적 변화를 초래한 경우
- 업무의 양, 시간, 강도, 책임 및 작업환경의 변화 등 업무상 부담이 증가하여 만성적으로 육체적, 정신적 과로를 유발한 경우

돌연사는 시한폭탄과 같이 심장에 어떤 원인을 감추고 있을 때 일어난다. 어떤 스트레스가 주어질 때 이 시한폭탄이 작동하는 것이다. 심장은 수태된 지 한 달이 되면 뛰기 시작해서 평생 멈추지 않고 피를 펌프질하여 온 몸에 영양과 산소를 공급하는 매우 특별한 기관이다. 이 기관에 어떤 이상이 존재하더라도 평소에는 아무런 문제도 일으키지 않는다. 하지만 심장에 해로운 습관이 계속되면 갑자기 이상을 일으킨다. 심장은 외부에서 심장의 박동을 조절하는 교감신경계와 부교감신경계의 영향을 받는다. 또 심장 자체에 박동을 조정하는 기관이 있어 상호 영향을 주고받는다. 그런

데 격무에 시달리거나 정신적으로 불안정한 상태가 지속되면 아드레날린을 비롯한 각종 스트레스 호르몬이 마구 분비된다. 이런 스트레스 호르몬은 혈압을 올리고 심장이 더 많이 일하도록 하고 심장에 영양을 공급하는 관상동맥의 동맥경화를 유발한다. 특히 과중한 노동 강도로 일하거나 과도한 스트레스에 시달릴 때, 밤낮 교대근무를 하는 경우, 평소 건강관리를 못하는 사람에게 잘 일어난다.

돌연사는 대사증후군을 갖고 있는 사람이 가장 위험하다. 대사증후군은 한 가지 질병이라기보다는 인슐린의 작용과 관련된 대사의 이상으로 생긴 복합적인 문제인데 다음과 같이 정의한다.

- 복부비만 허리둘레 남성 90cm, 여성 80cm 이상
- 중성지방 150mg/dl 이상
- 고밀도 콜레스테롤 남성 40mg/dl, 여성 50mg/dl 미만
- 공복 혈당 110mg/dl 이상 또는 당뇨병
- 혈압 수축기 130mmHg 이상 또는 이완기 85mmHg 이상

위의 5가지 중 3가지 이상 해당되면 대사증후군으로 정의한다. 만약 2가지만 해당되는데 건강관리를 잘못한다면 곧 대사증후군의 진단 기준에 속하게 될 가능성이 높다. 여기에 대사증후군을

갖고 있는 사람이 흡연자이면 최악의 상황이다. 왜냐하면 담배 연기에는 암을 일으키는 발암물질이 40여 종이 있을 뿐만 아니라 일산화탄소 등 동맥경화를 촉진하는 물질이 보통 공기보다 수십 배 많기 때문이다. 대사증후군을 갖고 있으면서 흡연자인 사람의 혈관은 큰 혈관, 작은 혈관 가릴 것이 없이 조기에 동맥경화가 진행된다. 이렇게 되면 심장질환에 의한 급사, 협심증, 뇌중풍, 말초동맥질환으로 인한 하지 통증 및 운동 제한, 성기능 제한 등의 각종 합병증이 줄줄이 뒤따라온다.

마흔은 건강에 관한 한 어떤 것에도 흔들림 없는 불혹(不惑)의 나이가 아니라, 백척간두(百尺竿頭) 위에 선 위기의 나이이며 암과 자살, 간질환과 우울증, 돌연사의 위기를 넘겨야 하는 힘겨운 흔들림의 시기이다. 법적, 제도적 장치도 중요하다. 노동자의 건강을 지키는 일과 함께 회사 전체의 분위기와 근로 환경을 건강하게 만들어야 하는데 이게 생각만큼 쉬운 일이 아니다. 아울러 개인적인 차원에서도 자신의 목표를 적절하게 조절해서 스트레스를 줄이는 것이 필요하다. 또한 몸에 나쁘다고 알려진 것을 피하고 몸에 좋다고 알려진 건강 습관을 실천해야 돌연사를 예방할 수 있다. 수명을 단축시킨다고 알려진 것은 멀리하고, 수명을 늘린다고 밝혀진 것에 친숙해지는 생활습관을 갖는 것이야말로 돌연사를 예방하고 장수하는 비결일 것이다. 이런 상식이 통해야 마흔의 위기를 넘길 수 있다. 평소 건강관리를 잘하는 것과 과로를 피하는 것 두 가지는 언제나 필요하다. 중년이 되어서도 나도 할 수 있다는 긍정의 힘과 상식이 통하는 문화가 필요하다. 이는 누가 만들어주는 것이 아니라 내가 만들어가는 것이고 또 앞으로 우리가 함께 만들어가야 한다. 그런 사회를 우리 후손에게 물려주려면 나부터 변해야 한다. 이제 지난 40년을 넘어서 앞으로 40년, 아니 60년을 행복하고 건강하게 살 준비를 단단히 해야 할 것이다.

행복한 건강여행 4

'돌연死'는
나이를
따지지 않는다

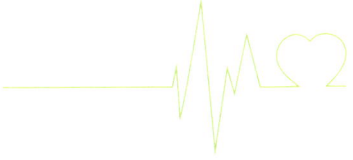

　　　　　　　　　　　　　　　외래진료를 받으러 오는 환자 중
에 고혈압과 당뇨병을 치료 받던 한 회사의 이사(理事)분이 있었
다. 이분의 이야기를 듣다보면 우리나라의 경제가 어떻게 현재의
수준까지 올라설 수 있었는지를 알 것 같았다. 이분은 자신의 젊
음을 바쳐서 회사를 위해 일했고 가족을 돌볼 시간을 갖지 못했다
고 회고했다. 결국은 가족의 희생을 감수하면서 살아왔다는 말이
다. 어디 그 분 뿐이겠는가? 우리 기업인과 노동자, 그리고 대다수
의 국민들이 그렇게 살아왔다. 그런데 이분이 갑자기 세상을 떠났
다. 아직 40대 후반으로 건강해보이던 그가 급사한 것이다. 그날
도 그분은 늦게까지 일하다가 회사 동료들과 회식에 참가하고 귀

가하려던 참이었다고 한다. 화장실에 잠깐 갔다가 그만 쓰러졌는데 동료들이 급히 병원으로 옮겼지만 생명을 구하지는 못했다고 한다. 그분이 속한 회사는 국내에서 회사를 운영하는 것이 어려워지자 베트남으로 공장을 이전하였고 그 때문에 그는 자주 해외 출장을 다녀야만 했다. 그분은 그렇게도 사랑했던 아들과 그렇게도 예뻐했던 딸이 가족을 일구고 후손을 낳는 아름다운 미래를 보지도 못하고 세상을 등지게 되었다. 나는 지금도 "회사는 나의 희생만 요구하는 것이 아니라 가족의 희생까지 요구했습니다"라고 하던 그 분의 말을 잊을 수가 없다.

한국인들의 가장 흔한 사망원인은 암이다. 오늘날 많은 암을 완치할 수 있지만 아직도 암을 진단받으면 '암을 선고(宣告)받았다'고 할 정도로 심각한 병임에는 틀림이 없다. 만약 완치할 수 없는 암을 진단받고 앞으로 살날이 몇 달 되지 않는다는 말을 듣는다면 참으로 큰 충격을 받을 것이다. 그래도 이분들은 삶의 마지막을 정리할 수 있는 기회가 주어진다. 하지만 심근경색증이 온 사람의 50%에게는 이런 기회조차 주어지지 않는다. 어느 날 아무런 예고도 없이 세상을 떠날 수밖에 없다는 말이다. 심근경색증은 심장에 산소와 영양을 공급하는 혈관 3개 중 1개 이상이 막히는 병인데 대개 발병자의 40% 정도는 병원에 도착하기 전에 사망하고, 10%는 병원에서 사망한다. 그러니 이들 50%에게는 인생의 마지

막을 정리할 시간이 주어지지 않는 셈이다. 평소에 고혈압, 고지혈증, 흡연, 운동 부족, 당뇨병, 비만, 짜게 먹는 식사습관, 과음 등의 위험요인이 해결되지 않은 사람은 자신은 느끼지 못하는 사이에 심장에 산소와 영양을 공급하는 혈관인 관상동맥이 좁아지는 동맥경화가 진행된다. 이런 경우 스트레스를 많이 받을 때 좁아진 혈관 주변의 피가 응고되어 혈관을 막는 심근경색증이 발생하고 돌연사로 이어진다.

급사, 혹은 돌연사의 원인인 심장병은 과거 미국인을 비롯한 서양인 사망원인의 1위일 정도로 서구인들의 병인데 우리들의 생활습관이 서구화되면서 급격히 많아지고 있다. 과거에 많았던 류머티스 심장질환의 후유증으로 생겼던 심장 판막 질환은 현저히 줄었고 대신 협심증과 심근경색증이 기하급수적으로 늘었다. 이 외에도 대동맥박리, 폐동맥고혈압, 심부전 등이 현대인들의 건강을 위협하는 심장질환이다.

심장질환의 가장 중요하고도 흔한 증상은 흉통이다. 가슴이 아픈 것은 심장질환의 조기경보음이다. 가슴 부위에 통증을 느낀다고 해서 모두 심근경색증이나 박리성 대동맥류처럼 신속한 치료가 뒤따르지 않으면 사망에 이르는 심각한 병을 의미하는 것은 아니지만 흉통을 느낀다면 반드시 의사와 상담하고 필요한 검사를 받아야 한다. 심장이 원인이 되는 흉통의 특징은 통증 부위가 가슴 한 곳에 한정되지 않고 비교적 광범위하게 퍼지며, 심부의 통증으로 인식되고 압박감과 같은 둔통이다. 또한 매우 갑작스럽게 심한 흉통을 호소하는 경우에는 심근경색증, 폐동맥색전증, 박리성 대동맥류와 같이 바로 생명과 직결되는 질환을 의심해야 한다. 특히 가슴 중앙부에 발생한 심한 통증을 호소하는 경우에는 이와 같은 심각한 질환이 원인일 때가 많으므로 주의를 요한다. 박리성 대동맥류의 경우 처음에는 매우 심한 흉통을 경험하지만 바로 증상이 없어지는데 이때 큰 병원 응급실을 찾아야 한다. 왜냐하면 이때 조치를 하지 않으면 24시간 내에 생명을 잃을 수 있기 때문이다. 어떤 통증이건 평소 경험하지 못한 심각한 통증을 느끼는 경우 그 통증이 없어지거나 줄어들었다고 '괜찮겠지'라고 생각하는 것은 금물이다.

심장질환의 가장 중요하고도 흔한 조기경보 증상은 흉통이지만 흉통이 생기면 이미 늦은 경우도 많다. 따라서 심장질환을 일으키는 원인 중 4대 원인이라고 하는 고혈압, 흡연, 고지혈증, 당뇨병의 네 가지가 심장질환을 예고하는 조기경보 신호라고 봐야 한다. 이 네 가지 위험요인이 많을수록 심장질환의 위험은 가중된다. 이 외에도 심장질환을 일으키는 조건은 급한 성격, 비만, 운동 부족, 과음, 과로 등이 있다.

날로 증가하고 있는 심장질환에 걸리지 않기 위해서는 위에서 얘기한 위험요인인 고혈압, 흡연, 고지혈증, 당뇨병, 급한 성격, 비만, 운동 부족, 과음, 과로 등을 해결해야 한다.

사실 이 중 어느 하나도 그리 쉽게 고칠 수 있는 것이 아니다. 유전적인 경향이 강한 고혈압, 고지혈증, 당뇨병, 비만을 어떻게 없애겠으며, 급한 성격은 고칠 수 있는 것이었다면 그걸 성격이라고 부르지도 않았을 것이다. 과로도 누가 과로하고 싶어 하겠는가? 잦은 술자리와 흡연, 운동도 그리 쉽게 개선할 수 있는 것이 아니다. 그렇다고 무덤까지 핑계만 늘어놓고 포기할 수는 없다. 하나씩, 조금씩, 현재 할 수 있는 것부터 해나간다면 못 고칠 것 무엇이 있겠는가?

"건강은 건강할 때 지키라"는 말이 있다. 어느 날 갑자기 찾아올 수 있는 돌연사나 심장병을 생각한다면 이런 위험요인들을 대수롭지 않게 여겨서는 안 된다. 매년 혈압을 측정해서 혈압이 높다는 판정을 받으면 혈압을 높이는 요인을 반드시 멀리 해야 한다. 과도한 음주, 흡연, 스트레스, 운동 부족, 비만, 짜게 먹는 습관, 불균형 식사가 혈압을 높인다. 반대로 적절한 음주(고혈압을 갖고 있다면 조절되지 않을 때는 술을 한 잔도 마시지 않는 것이 좋다. 하지만 혈압이 잘 조절되는 상태에서는 남성은 하루 2잔, 여성은 1잔까지 가능하다), 금연, 스트레스 조절, 유산소 운동(걷기, 등산, 줄넘기, 달리기, 수영 등), 체중 조절, 싱겁게 먹는 습관, 탄수화물, 단백질, 적절한 불포화지방산을 포함한 지방, 야채와 과일 등 균형 잡힌 식사는 혈압을 낮춘다.

그리고 고혈압을 조절하는 데 가장 중요한 것은 항고혈압제를 잘 복용하는 것이다. 고혈압을 진단받은 초기 6개월 내에 약을 쓰지 않고 혈압이 정상이 되지 않는다면 평생 항고혈압제를 복용하는 것이 최선이다.

아직도 흡연자인가? 갈수록 흡연자가 설 땅이 좁아지고 있다. 흡연은 자신에게도 나쁘지만 가족과 주변 사람에게도 피해를 주는 행위이다. 흡연자들이 관심을 갖지 않아서 그렇지, 전국 253개 보건소에서는 무료로 금연상담을 해주고 있고 니코틴 대체제를 나눠주고 있다. 1544-9030에서는 무료로 금연 상담 전화도 운영하고 있다. 필자와 같은 의사 중 금연에 관심을 갖고 상담하고 필요한 약을 처방해주는 의사도 찾아보면 널려 있다. 금단증상 때문에 금연이 힘든 것은 알지만 이런 도움을 받으면 얼마든지 힘들지 않게 금연할 수 있다. 문제는 결국 마음이다. 마음이 움직여야 금연도 가능한데 마음을 바꾸는 일은 전적으로 본인에게 달려 있으니 가장 중요한 결정권자는 본인이다. 자신과 가족의 건강과 행복을 위해 꼭 금연하기를 바란다.

고지혈증과 당뇨병의 경우에도 비약물요법과 필요하면 약물요법으로 목표 혈당, 목표 저밀도 콜레스테롤치를 달성해야 한다. 본인이 관심을 갖고 꾸준히 조절한다면 누구라도 목표치를 달성해서 심장질환의 위험으로부터 벗어나는 것이 가능하다.

급한 성격, 비만, 운동 부족, 과음, 과로 등도 심장질환의 위험요인이다. 성격 자체야 고칠 수 없지만 좀 느긋하게 생각하고 느긋하게 행동하기로 마음을 먹으면 달라진다. 결정적일 때 '욱'하고 올라오는 것을 조절하는 것이 쉽지는 않지만 마음만 먹으면 좀 달라질 수 있다. 매일 식사를 세 끼 다 하되 균형 잡힌 식사를 하면서 간식을 먹지 않고 운동하는 것이 비만 해결의 지름길이다. 굶으면서 다이어트를 하거나 바나나, 사과, 심지어는 육류 한 가지로 다이어트를 하는 소위 '원푸드 다이어트'는 일시적으로 체중을 줄일 수는 있어도 건강에는 더 해롭다는 것 정도는 이제 상식이다.

여러 연구에서 건강과 가장 밀접하게 연관된 것은 단연 복부 둘레다. 복부 둘레가 남성은 90cm(35inch), 여성은 85cm(33.5inch)를 넘지 않는다면 약간 뚱뚱해 보이는 것이 무슨 문제가 되겠는가? 사람마다 독특한 체형이 있으므로 이를 자연스럽게 받아들이는 것이 신체건강과 정신건강 모두에 좋다. 그 이상 복부비만인 분들만 걱정하시라.

갑작스럽게 심각한 흉통이 있다면, 혹은 그런 사람을 만난다면 바로 119로 신고해야 한다. 심근경색증은 초를 다투는 심각한 병이므로 지체해서는 안 된다. 심근경색증에 의한 흉통은 발견되는 즉시 관상동맥질환관리센터(coronary care unit, CCU)가 있는 곳으로 후송해야 하며 동시에 환자의 생존율을 높이기 위해 후송 중에 산소 공급과 약물투여가 반드시 필요하다. 5~15분 정도의 협심증을 일으킨 경우에는 관상동맥 세 가지 중 하나 이상이 좁아진 것이다. 등산과 같이 매우 힘든 운동을 할 때만 협심증이 생기고, 실제 좁아진 부위도 막힐 정도가 아니라면 아스피린을 매일 100mg 복용하면서 다른 위험요인을 함께 개선하는 것이 필요하다. 하지만 협심증을 일으킬 정도로 관상동맥이 좁아진 경우 대개는 스텐트라고 하는 특별한 금속을 좁아진 혈관 부위에 넣는 수술을 받게 된다. 아직 완벽하지는 않지만 이런 치료법과 혈전을 막는 약 복용으로 향후에 닥칠 수 있는 심근경색증을 미리 예방하고 있다.

  이 외에도 대동맥박리, 폐동맥고혈압, 심부전 등 현대인들의 건강을 위협하는 심장질환도 전과 다른 새로운 치료법이 개발되고 성공을 거두고 있으므로 이런 병을 앓는 분들은 주저하지 말고 개선된 치료법의 혜택을 누리기를 바란다. 그러나 병은 걸리기 전 예방이 최선이다. 심장병도 예방이 가능하다. 내일도 당신의 심장이 뛰게 하려면 당신의 심장을 건강하게 관리하라.

행복한 건강여행 5

사람들이
가장 두려워하는
병은 무엇일까?

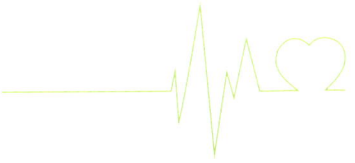

　　　　　　　　　사람들이 가장 두려워하는 병은 무엇일까? 생각과 달리 정답은 암도 아니고 심장병도 아니다. 바로 뇌중풍과 치매다. 사람들은 오랫동안 내 의지와 관계없이 남을 불편하게 하는 병을 사실 가장 두려워한다. 암은 반 이상이 완치되고 완치되지 않을 경우 세상을 떠나면 그만이지만, 뇌중풍이나 치매는 바로 사망하지도 않으면서 거동도 힘들고 말도 잘 못해서 주위에 폐만 끼치며 산다고 생각하기 때문에 더 두려워하는 것이다.

　뇌중풍은 두 가지로 구분한다. 첫째는 뇌동맥이 혈전으로 인해 막혀서 생기는 뇌경색 또는 허혈성 뇌중풍이다. 지금은 뇌경색이 많이 증가하여 전체 뇌졸중의 80%를 차지하고 있다. 둘째는 뇌혈관의 파열로 발생하는 뇌출혈이다. 고혈압을 잘 치료하지 않아서 발생하는 경우가 가장 많고, 일부는 선천적 뇌동맥류(꽈리)가 파열하여 발생한다. 복상사는 대부분 이런 뇌출혈이 원인이다. 30년 전에는 뇌중풍의 약 절반이 뇌출혈로 발생하였으나 최근에는 고혈압을 조절하는 사람들이 늘면서 전체 뇌졸중의 약 20%로 줄어들었다.

우리 몸의 뇌는 인간의 생명과 존재를 좌우하는 매우 중요한 기관이다. 무게는 몸 전체의 5%밖에 안 되는데 산소는 20%를 소비한다. 인간의 생명을 유지하고 다양한 기능을 하기 위해서 뇌가 에너지와 산소를 많이 쓰는 것이다. 그래서 뇌에는 에너지와 산소를 공급하는 고속도로와 같은 큰 혈관과 복잡한 신경망을 따라가는 골목길 같은 실핏줄들이 매우 잘 발달되어 있다. 결국 뇌는 혈관 덩어리라고 할 정도로 혈관이 많다. 이런 혈관에 동맥경화의 위험요인이 해결되지 않으면 결국 동맥경화가 진행되어 뇌혈관이 막히거나 약해진 부분으로 풍선 같은 꽈리가 생겨서 마침내 피가 터진다.

뇌중풍도 심근경색증처럼 발생하면 바로 사망에 이를 수도 있는 매우 심각한 질병이다. 생명을 건지더라도 회복까지 오랜 시간이 걸리고 완전히 회복되지 않는 경우도 많다. 따라서 뇌중풍은 발생하기 전에 예방하는 것이 중요하며, 어쩔 수 없이 발생했을 때는 최대한 빨리, 늦어도 3시간 이내의 초기 치료를 정확하게 하는 것이 매우 중요하다. 이 때문에 선진 국가일수록 각종 사고 및 심혈관질환과 뇌중풍에 초스피드로 대응하는 응급구조시스템을 잘 갖추고 있다. 우리는 아직도 멀었지만 그래도 조금씩 나아지고 있어서 다행이다.

현재 뇌중풍은 병원에 빨리 오기만 하면 획기적인 치료법으로 완치가 가능하다. 막힌 혈관을 응급으로 즉시 뚫는 것이다. 중풍이 생긴 지 3시간 이내라면 t-PA라는 물질을 정맥내로 투여하여 막힌 뇌혈관을 뚫는다. 따라서 중풍이 발생하면 가까운 의료기관에서 응급처치만 받고 즉시 이런 고도의 치료를 할 수 있는 의료기관으로 환자를 빨리 이송하는 것이 매우 중요하다. 보조적인 치료밖에 할 수 없는 병원에서 지체하는 것은 완벽에 가깝게 회복할 수 있는 기회를 놓칠 수 있다. 신경과나 신경외과 수술팀이 언제라도 치료에 임할 수 있는 병원으로 빨리 옮기는 것이 초기 중풍 치료의 관건이다. 뇌혈관에 생긴 혈전, 즉 피떡을 녹이는 약 t-PA를 뇌중풍 발생 3시간 내에는 정맥으로, 3시간에서 6시간 사이에는 뇌혈관 조영술을 통해서 선택적으로 투여해야 하기 때문이다. 시간이 관건이다. 그러니 절대 작은 병원이나 한의원으로 가면 안 된다. 중풍의 후유증은 나중에 일반병원이나 한의학의 도움을 받을 수도 있겠지만 초기 치료는 이렇게 촌각을 다투는 응급상황이

니만큼 제대로 치료할 수 있는 큰 병원 응급실로 빨리 후송하는 것이 매우 중요하다.

　뇌중풍 중에는 뇌혈관의 벽이 얇아져서 풍선처럼 커지는 뇌동맥류가 원인인 경우가 있다. 뇌동맥류에 의한 출혈은 요즈음 대부분 수술하지 않고 혈관을 통해 특수 코일로 막는 방법이 개발되어 사용되고 있다. 이 방법은 전신 마취가 필요하지만 수술로 머리를 열지 않고 혈관을 이용해서 뇌혈관의 출혈된 부분을 특수 코일로 막는 최신의 치료법이다. 미세한 특수 코일은 동맥의 꽈리처럼 넓어진 부분을 막아서 정상적인 피의 흐름을 막지 않으면서 피가 새는 것을 근본적으로 차단한다. 신경외과와 영상의학과, 그리고 마취과 전문의 팀이 빨리 가동되는 대형병원에서 이런 시술이 가능하다.

　뇌중풍 증상이 수 시간 내에 사라지는 일과성뇌허혈증(TIA)은 얼굴이나 손, 발이 마비가 되는데 몇 시간 내에 사라지는 것이다. 완전히 회복된다면 다행이지만 다시 더 심한 뇌중풍이 올 수 있다. 이를 막으려면 아스피린과 클로피도그렐 혹은 프레탈 같은 항혈소판제를 장기적으로 복용해야 한다. 이런 약은 단순한 고혈압과 같은 병이 있는 사람은 복용해도 이득보다 손해가 크지만 협심증이 있다든지, 일과성뇌허혈증을 가진 사람, 즉 혈관에 병이 있는 사람은 반드시 복용해야 한다. 아울러 이런 약과 함께 고혈압, 고지혈증, 흡연, 과음 등의 위험요인을 개선해야 뇌중풍의 재발을 막고 심하지 않은 중풍이 더 심한 중풍으로 진행되는 것을 예방한다.

현재 우리나라 60세 이상 노인들을 불구 내지 사망에 이르게 하는 가장 중요한 병 세 가지를 고르라고 하면 암, 뇌중풍, 심장의 관상동맥질환을 들 수 있다. 그런데 이 세 가지 모두 출발은 30, 40대부터다. 뇌중풍은 뇌혈관에 생긴 동맥경화가 대부분의 원인인데 한국인들도 갈수록 지방을 많이 먹고 비만해지고 고지혈증도 많고 담배도 많이 피우니 결과적으로 동맥경화가 많아질 수밖에 없다. 그래서 40대, 50대 젊은 나이에도 뇌혈관이 막히는 중풍, 즉 뇌경색 환자가 많아지고 있고 60세 이후에는 3대 사망원인의 하나가 되고 만 것이다. 중풍의 가장 중요한 원인인 동맥경화는 고령화, 고혈압, 흡연, 고지혈증, 당뇨병, 운동 부족이 원인이다. 나이를 먹는 고령화야 어쩔 수 없지만, 고혈압, 흡연, 고지혈증, 당뇨병, 운동 부족, 이 다섯 가지는 우리가 바꿀 수 있다. 바꿀 수 있는 이 다섯 가지를 젊은 때부터 조절하는 것이 결국 뇌중풍을 막는 핵심인 셈이다.

중풍을 일으키는 동맥경화의 제1 원인인 고혈압은 대단한 병 같지만, 성인의 20%가 갖고 있는 문제이고 60세 넘으면 60%가 갖게 되는 매우 흔한 병이다. 그러므로 누구나 혈압은 매년 한 번이라도 꼭 측정해야 하고 병원에 갈 일이 있으면 의사나 간호사에게 혈압을 측정해달라고 해야 한다. 그리고 혹시 혈압이 높으면 설령 몸에 아무런 증상이 없더라도 꼭 의사와 치료에 대해 상의해야 한다. 고혈압은 '조용한 살인자'라는 악명을 갖고 있을 정도로 아무런 증상도 없다가 문제를 일으키기 때문이다. 고혈압은 평생 식사요법, 운동요법으로 조절할 수 있고, 만약 약 없이 혈압이 조절되지 않는다면 항고혈압 약을 복용해서라도 혈압을 정상으로 유지해야 한다. 어떤 고혈압 환자는 고혈압을 진단받고 약을 복용하기 시작하면 평생 약을 먹어야 하므로 아예 처음부터 항고혈압 약을 거부하기도 하는데 참으로 안타까운 일이다. 그렇게 약을 거부한다고 자신의 고혈압과 앞으로 생길 수 있는 중풍의 문제가 해결되는 것이 아니지 않은가. 그러니 혈압을 낮추는 습관을 실천하고 그래도 혈압이 정상으로 떨어지지 않으면 항고혈압제를 복용해서 혈압을 정상으로 만들어야 한다. 누구에게나 약을 매일, 평생 먹는 것이 부담될 수 있다. 하지만 고혈압이나 당뇨병, 고지혈증에 먹는 약은 평생 복용해도 안전하다는 것이 증명되었다.

고지혈증은 고혈압보다도 더 자신에게 문제가 있다는 것을 모르는 질환이다. 심장혈관이나 뇌혈관에 동맥경화가 상당히 진행되어 증상이 일어나기 전까지, 심지어는 바로 사망에 이르는 상황이 일어나도 문제가 있다는 것을 모르는 경우가 허다하다. 따라서 누구나 성인이 되면 적어도 5년에 한 번은 피검사를 통해 고지혈증이 있는지 확인해야 하며, 만약 고지혈증이 있다면 고혈압과 마찬가지로 평생 식이요법이나 약물요법으로 조절해야 중풍이나 심근경색증과 같이 생명을 위협하는 심각한 질병으로부터 자신을 구할 수 있다.

흡연은 각종 암이나 호흡기질환뿐만 아니라 혈관에 손상을 주기 때문에 동맥경화를 잘 일으킨다. 실제 흡연자에게서 연탄가스 중독의 원인인 일산화탄소 농도를 측정해보면 비흡연자보다 무려 10배에서 30배까지 높다. 일산화탄소는 적혈구수를 과도하게 늘리고 혈관 내피세포에 상대적인 저산소증을 일으켜 세포를 손상시키고 동맥경화로 발전시킨다. 따라서 금연은 누구에게나 필요한 일이고, 비흡연자라도 담배 연기를 맡지 않는 것이 좋다.

당뇨병과 비만도 중풍의 주요 위험요인이다. 당뇨병과 비만을 단번에 해결할 수 있는 방법은 없다. 종합적인 대책이 필요하다. 식사요법과 운동요법을 같이 실천해야 하고 필요한 경우 약물요법도 함께 해야 효과가 있다.

뇌졸중을 예방하기 위한 식이요법은 심장병을 예방하는 것과 같다. 우선 야채와 과일, 등 푸른 생선을 매일같이 섭취하고 쇠고기나 돼지고기는 적게 먹는 것이 추천된다. 푸른 야채에 많이 들어 있는 엽산은 뇌졸중을 감소시킨다는 연구결과들이 발표되었다. 미국의 프레밍함 연구는 832명의 중년 남성에서 야채와 과일 섭취와 뇌졸중 발생률을 20년간 추적한 것이다. 이 연구에서 야채와 과일을 제일 적게 섭취한 사람의 뇌허혈증 발생률은 19%였으나 야채와 과일을 제일 많이 섭취한 사람의 발생률은 8%로 50%의 감소를 보였다. 마비를 동반하는 중풍도 과일과 야채를 가장 많이 섭취한 군에서 15%에서 6%로 감소하였다. 다른 조건은 비슷한데 야채와 과일을 자주 먹는 것만으로 이런 효과가 있다는 것을 보여준 것이다. 그 이유는 야채와 과일에는 많은 칼륨과 엽산이 포함되어 있고 비타민과 같은 항산화제가 가장 많이 들어 있기 때문이다. 칼륨은 혈압을 떨어뜨리는 효과가 있고, 엽산은 세포의 대사를 돕고 노화를 막는 효과가 있다. 야채와 과일에 들어 있는 비타민은 암과 중풍을 비롯한 심각한 병을 예방하는 효과가 있다. 하지만 이미 만들어진 비타민제는 효과를 증명하지 못했다.

소량(1일 1~2잔 또는 1주일에 14잔 이하)의 와인이나 술은 심장병뿐만 아니라 뇌졸중과 사망률도 줄일 수 있다는 연구결과들이 있다. 그러나 결국은 과유불급(過猶不及)! 과음(1주일에 14잔 이상)은 혈압과 혈당을 올리고 고지혈증을 유발해서 뇌출혈을 일으킨다. 뿐만 아니라 간과 호르몬 기관을 모두 망가뜨려 사망률을 증가시킨다. 그러므로 술을 자제해서 적당히 마실 수 없다면 아예 전혀 마시지 않는 것이 낫다.

칼륨(Potassium)을 많이 섭취하면 뇌졸중이 감소한다. 40세에서 75세의 의료인들을 10년간 추적해보았더니 칼륨을 제일 많이 섭취한 군(1일 4.3g)에서 칼륨을 제일 적게 섭취한 군(1일 2.4g)에 비해 뇌졸중이 38% 감소하였다. 그러므로 칼륨이 많이 들어 있는 과일과 야채를 많이 먹어야 한다. 대표적인 칼륨 함유 식품에는 양파, 감자, 당근, 미나리, 토마토, 김 등이 있다.

모든 어르신들이 두려워하는 뇌중풍, 암보다도 더 무서워하는 뇌중풍은 이렇게 여러 가지 건강증진활동과 위험요인 개선으로 확실하게 예방할 수 있다! 그리고 그 출발은 30, 40대부터다.

행복한 건강여행 6

기억력·건망증·치매는
어떻게 다른가?

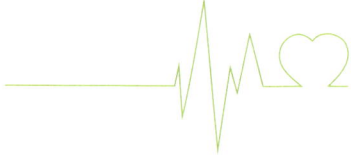

현대인은 문명의 이기를 많이 만들고 이용하는데 머리는 점점 좋아지는 것일까, 퇴화되는 것일까? 스마트폰을 쓰다 보니 전화번호는 거의 기억하지 못하고, 때로는 집 현관 비밀번호도 생각이 안 난다. 바쁘다는 핑계로 가족의 생일이나 중요한 약속을 자주 잊기도 하고 젊을 때 그렇게도 잘 외웠던 노래 가사는 생각이 안 난다. 단순한 건망증은 치매로 발전하지 않는다. 하지만 심한 건망증은 치매 초기 증상일 수 있다. 다음의 건망증 지수 테스트를 해보자.

건망증 테스트

나는 아래의 항목 중 몇 가지 항목에 해당하는가?

1. 전화번호나 사람 이름을 자주 잊어버린다.
2. 어떤 일이 일어났는지 기억하지 못할 때가 있다.
3. 며칠 전에 들었던 이야기를 잊어버린다.
4. 오래전부터 해오던 일은 잘하지만, 새로운 것은 배우기 힘들다.
5. 반복되는 일상생활에 변화가 생겼을 때 금방 적응하기 힘들다.
6. 배우자의 생일이나 결혼기념일 등 중요한 사항을 잊어버린다.
7. 동일한 사람에게 같은 이야기를 반복한다.
8. 어떤 일을 해놓고도 잊어버리고 또 한다.
9. 약속을 해놓고 잊어버린다.
10. 이야기하는 도중 무슨 이야기를 하고 있는지 잊어버린다.
11. 약 먹는 시간을 잊는다.
12. 여러 가지 물건을 사러 갔다가 한두 가지 빠뜨린다.
13. 가스불 끄는 것을 잊어 음식을 태운다.
14. 타인에게 같은 질문을 반복한다.
15. 어떤 일을 해놓고도 했는지 안 했는지 몰라 다시 확인한다.
16. 물건을 두고 다니거나 가지고 갈 물건을 놓고 간다.

17. 하고 싶은 말이나 표현이 금방 떠오르지 않는다.
18. 늘 쓰는 물건을 어디에 두었는지 몰라서 찾는다.
19. 전에 가본 장소를 기억하지 못한다.
20. 물건을 항상 두는 장소를 잊어버리고 엉뚱한 곳에서 찾는다.

(인제의대 서울백병원 정신과 김원 교수가 개발한 건망증 테스트)

• 0~7개

이 정도는 일반적인 현상이다.

• 8~11개

건망증에 속하지만 심각한 상태는 아니다. 적극적인 개선이 필요하다. 몇 가지 생활습관을 바꾸면 나아질 수 있다.

• 12개 이상

확실한 건망증이며 좀 더 정밀검사가 필요하다. 정신과 의사를 방문하여 상담과 검사가 필요하다.

건망증이 있다고 뇌의 기억능력에 이상이 생긴 것은 아니다. 나이가 들면서 뇌의 노화 현상이 일어나고 주의 집중력이 떨어지면서 전보다 중요한 내용이나 사건 등을 잘 잊는다. 만약 건망증의 정도가 위에서 말하는 정상 범위 안에 있다면 걱정할 필요는 없다. 혹시 정상범위를 벗어난다면 몇 가지 습관을 바꾸는 것이 좋다. 기록을 잘 한다든지, 항상 일정한 곳에 같은 물건을 두는 습관을 기른다든지, 마지막 확인을 하는 습관을 기른다든지 몇 가지 생활습관을 바꾸면 된다.

건망증의 수준을 넘는 기억력 장애로 경도인지저하(MCI: mild cognitive impairment)가 있다. 경도인지저하는 치매처럼 기억력, 판단력 등 뇌기능의 심각한 손실은 없지만 기억력 감퇴가 정상 범위를 벗어난 경우를 말한다. 즉, 같은 나이의 평균적인 사람들의 건망증보다 훨씬 심하거나 평균이라 하더라도 이전보다 심하게 기억력이 감퇴된 경우이다. 경도인지저하는 치매처럼 당장 큰 문제가 생기지는 않지만 치매로 진행하는 비율이 높다. 따라서 단순한 건망증이라고 하기에는 심하게 기억력의 장애를 보인다면 경도인지저하를 의심하고 검사를 받아보아야 한다.

경도인지저하는 약물치료와 생활습관개선을 통해 어느 정도 호전이 가능하다. 즉, 당뇨병이나 심장병 등 어떤 질병이 있다면 그 병을 잘 조절하고, 적절한 영양 섭취, 운동, 사람들과의 관계 개선, 게임 등 뇌기능 개선 활동을 꾸준히 해야 한다. 기억력은 고정된 것이 아니므로 꾸준히 노력하면 기억력도 좋아지고 치매로 진행하는 것을 예방할 수 있다.

간혹 자신이나 주변 사람이 치매인지 의심되는 경우도 있다. 우선 다음 단축형 치매선별지(S-SDQ)를 한 번 체크해보기를 바란다.

다음 문항을 읽고 최근 6개월간 자신에게 해당하는 사항에 동그라미 해 주세요.

내 용	그렇지 않다 (0점)	간혹(약간) 그렇다 (1점)	자주(많이) 그렇다 (2점)
언제 어떤 일이 일어났는지 기억하지 못한다.	0	1	2
며칠 전에 들었던 이야기를 잊는다.	0	1	2
반복되는 일상생활에 변화가 생겼을 때 금방 적응하기가 힘들다.	0	1	2
본인에게 중요한 사항을 잊는다.(예를 들어, 배우자 생일, 결혼기념일, 제삿날 등)	0	1	2
어떤 일을 해 놓고 잊어버려 다시 반복한다.	0	1	2
약속을 해 놓고 잊는다.	0	1	2
이야기 도중 방금 자기가 무슨 이야기를 하고 있었는지를 잊는다.	0	1	2
하고 싶은 말이나 표현이 금방 떠오르지 않는다.	0	1	2
물건 이름이 금방 생각나지 않는다.	0	1	2
텔레비전을 보고 그 내용을 이해하기가 힘들다.	0	1	2
전에 가본 장소를 기억하지 못한다.	0	1	2
길을 잃거나 헤맨 적이 있다.	0	1	2
계산 능력이 떨어졌다.	0	1	2
돈 관리를 하는 데 실수가 있다.	0	1	2
과거에 쓰던 기구의 사용이 서툴러졌다.	0	1	2
총 점	( ) / 30		

채점 및 해석

문항들에 대한 점수의 총합을 계산하며, 총점의 범위는 0점에서 30점까지다. 점수가 높을수록 치매일 가능성이 높으며, 특히 총점이 8점 이상인 경우에는 치매를 의심할 수 있다.

 치매는 정확한 원인을 모르기 때문에 모두 예방할 수는 없지만 좋은 치매 예방습관을 갖고 있다면 확실히 치매의 확률은 떨어지는 것으로 알려져 있다. 과연 여러분은 몇 가지를 실천하고 있을까?

치매 예방 습관 체크하기

1. 나는 아침 식사를 한다.
2. 나는 뇌 건강에 좋은 음식을 거의 매 끼니 먹는다.
    : 견과류, 녹황색 채소, 신선한 과일, 고등어 등 등푸른생선, 참치, 흰살생선, 살코기 등
3. 나는 피해야 할 음식을 먹는 일은 월 1회 이하이다.
    : 베이컨, 버터, 치즈, 옥수수기름, 도넛, 감자튀김, 마아가린, 마요네즈, 생크림, 각종 인스턴트 가공식품 등
4. 나는 자주 술을 즐기지만 적정량(남성은 3잔까지, 여성은 2잔까지)을 넘지 않는다.
5. 나는 잠을 6~9시간 푹 잔다.

6. 나는 운동을 즐긴다.

7. 나는 자주 음악을 듣는다.

8. 나는 자주 그림이나 사진 등 눈으로 보는 것을 즐긴다.

9. 나는 휴식을 충분히 취한다.

10. 나는 야외 활동으로 자주 햇빛을 받는다.

11. 나는 종교활동을 규칙적으로 하며 종교적인 감성과 경험이 풍부하다.

12. 나는 가족과 이웃과 친구를 사랑하며 이런 마음 때문에 행복하다.

13. 나는 새로운 것을 배우는 것을 좋아하고 실제 배우고 있다.

14. 나는 바둑, 장기, 퍼즐, 끝말잇기 등 머리를 많이 쓰는 게임을 즐긴다.

15. 나는 한쪽 팔만 쓰지 않고 양팔을 다 쓰는 편이다.

만약 현재 10가지 이하를 실천하고 있다면 치매를 예방하는 습관이 많이 부족하다고 할 수 있다. 목표는 13가지 이상을 실천하는 것이다. 이런 습관을 자연스럽게 즐긴다면 자신의 머리와 몸도 건강해지고 마음도 가족도 행복해진다.

행복한 건강여행 7

나의 '항암능력'은
얼마나 될까?

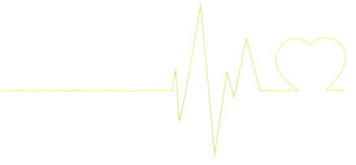

　　　　　　　　　　　　암을 진단하고 조심스럽게 그 결과를 알려주면 환자나 가족이 하는 질문이 있다. "바로 이때에, 다른 암도 아니고 바로 이 암이 왜 나에게 생겼는가?"라는 질문이다. 그 사람의 생활습관이나 유전적인 요인, 그리고 몇 가지 검사를 살펴보면 심증이 가는 경우도 있지만 확실하게 얘기할 수 있는 경우는 없다. "왜?"라는 질문에 대답하기는 인생에서나 의학에서나 모두 어렵다.

　　암은 왜 생길까? 아직까지 모든 해답이 나온 것은 아니지만 이제까지 연구 결과를 종합하면 다음과 같다. 암은 암을 일으키는 발암물질과 반대로 암을 억제하는 항암능력의 균형이 깨진 결과이다. 발암물질이 항암능력을 넘어서거나 항암능력이 발암물질을 이겨낼 수 없을 정도로 약해졌기 때문에 DNA의 돌연변이가 생긴다. 공격과 방어에서 공격이 너무 강하거나 방어가 약하면 무너지는 것과 같은 원리이다.

발암물질 중 가장 많은 영향을 주는 것은 담배다. 담배 연기에는 약 40여 종의 발암물질이 있다. 흡연자는 이런 발암물질에 계속 노출되다보니 암이 생길 확률이 5배에서 15배까지 올라간다. 술도 일정량 이상이면 발암물질로 돌변한다. 과도한 술은 식도와 위와 간, 췌장에서 암을 유발한다. 이 외에도 방사선물질, 자외선, 태운 고기 모두 발암물질이다. 이런 발암물질에 계속 노출되는 것은 금물이다. 또 많은 공해물질과 환경호르몬도 발암물질이다.

이런 발암물질들을 개인적인 차원에서 막을 수 있는 신통한 방법은 없다. 왜냐하면 환경오염의 특성은 불특정 다수에 의해 발생되어 불특정 다수에게 영향을 끼치기 때문이다. 또한 경제개발과 환경오염은 끊을 수 없는 관계를 가지고 있다. 1970년대 이후 세계에서 유래를 찾을 수 없을 정도로 빠르게 경제발전을 이룩한 우리가 지금과 같은 경제개발을 계속하는 한 환경오염과 이로 인한 발암물질의 발생을 막는 것은 한계가 있을 수밖에 없다. 우리나라뿐만 아니라 세계 각국의 고민도 바로 이 문제다. 결국 이 문제는 국가 경제의 발전 속도를 어떻게 정할 것인가, 또 산업 구조는 어떻게 바꿀 것인가 등의 거시적인 문제뿐만 아니라 개인과 가족의 생활 방식과 삶의 질에 대한 기대 수준 등 미시적인 문제와 관련이 깊다. 전기 사용을 지금처럼 계속 늘려 나가면 핵발전소를 10개, 20개 짓지 않을 수 없다. 그러므로 우리 생활도 환경 친화적으로 바꾸어야 한다. 개인과 단체, 기업, 국가 등 여러 이해 당사자들이 이해가 복잡하게 얽혀 있기 때문에 해결이 쉽지 않지만 이를 외면하고서는 우리의 미래는 없다.

현재 우리는 각 개인이 발암물질들과의 접촉을 모두 막을 수는 없다. 식품을 통해서, 대기오염을 통해서, 그리고 직업과 관련해서 발암물질이 우리 몸에 영향을 주기 때문에 대부분 개인적인 차원에서는 어떤 예방책을 세우기 어렵다. 단지 발암물질과의 접촉을 최대한 줄여야 한다. 이를 위해서는 이미 잘 알려진 발암물질과 태운 고기, 담배 연기, 과도한 술 등을 피해야 한다. 포름알데하이드가 나오는 태운 연기나 석면이 나오는 오래된 건물 철거나 리모델링 현장은 정부 차원에서 엄격하게 관리해야 한다. 서울 일부 지역 아스팔트에 방사선 물질이 섞여서 문제가 되기도 했지만 우리 주변에서 관리 가능한 모든 발암물질은 피해야 한다. 아울러 환경호르몬이 바다로 흘러가서 생선에 축적되므로 생선도 너무 많이 먹는 것은 좋지 않다. 생선을 많이 먹을수록 유방암 발생이 많은 것은 이미 세계적으로 입증된 사실이다. 그 외에도 환경호르몬이 영향을 줄 수 있는 여러 종류의 암이 있다. 우리나라와 일본은 세계에서 생선을 가장 많이 먹는 민족이다. 따라서 생선을 좋아하더라도 일주일에 세 번 이상 먹지 않기를 권한다.

발암물질이 공격인자라면 항암능력은 방어인자이다. 발암물질도 문제지만 똑같이 발암물질에 노출되어도 암에 더 잘 걸리는 사람이 있다. 바로 방어능력인 항암능력이 떨어졌기 때문이다. 항암능력의 핵심은 T림파구다. 우리 몸에서 세포가 돌연변이를 일으키더라도 바로 암으로 발전하지 않는 이유는 우리 몸에는 돌연변이가 되거나 망가진 세포를 가려내서 없애버리는 면역감시체계가 작동하고 있기 때문이다. T림파구로 대표되는 항암 면역체계는 돌연변이 세포를 찾아내서 없애버린다. 이런 항암 면역체계가 왕성하면 과도한 발암물질에 노출되지 않는 한 암에 걸리지 않는다.

항암능력을 키우는 방법은 바로 면역능력을 키우는 것과 같고 그 핵심은 좋은 건강습관이다. 스트레스가 적고 소식, 다동, 금연, 절주를 실천하는 사람은 면역력이 높다. 특히 마음의 평화가 중요하다. 마음의 평화를 유지하는 사람은 스트레스에 시달리는 사람에 비해 T림파구의 수도 많고 기능도 좋다. 하지만 스트레스를 해결하지 못하고 살아가는 사람의 T림파구는 수도 적고 기능도 나쁘다. 그러니 이런 사람들은 암세포를 초기에 없애지 못해 암으로 발전한다. 이런 스트레스와 나쁜 건강습관이 합쳐지면 우리 몸 세포의 돌연변이가 잘 일어나고 이를 해결하는 면역감시체계도 약해진다. 이런 상황이 암이 가장 잘 발생하는 환경이다.

의사인 내 눈에 나쁜 건강습관은 마치 암의 전조 증상처럼 보인다. 담배 피우고, 술 많이 마시고, 운동은 안 하고 태운 고기 자주 먹고, 스트레스 많이 받고……이런 습관을 가진 사람의 암 발생률은 월등히 높아 언제든지 암이 생길 수 있기 때문이다. 정기적으로 건강진단을 받으면 암도 조기발견하고 조기치료해서 반 이상이 완치 가능한 시대가 되었다. 하지만 이보다 더 중요한 것은 예방이다. 암이 아예 생기지 않는 것이 최선이다. 그리고 그 핵심은 발암물질을 피하고 항암능력을 키우는 것이다.

행복한 건강여행 8

빨리
응급실로
가세요!

　　　　　　　　　　　　　암은 초기에 아무런 증상이 없다. 이 때문에 증상이 생긴 후에는 대부분 암이 진행된 상태이고 일부에서는 손을 쓸 수 없을 정도로 퍼진 상태이다. 그러므로 암을 조기발견하려면 검사를 받아야 한다. 그렇다고 무작정 검사를 받을 수는 없으므로 현재 정부에서 40세 이후 무료로 제공하는 5대암 검진을 받으면 최소한의 검사는 받는 것이다. 다만 대장암을 조기 발견하기 위해서는 50세 이후 5~10년마다 대장내시경을 받아야 된다.

　암이 진행되면 증상은 매우 다양한데 설명되지 않는 식욕 감퇴나 체중 감소, 휴식이나 치료에 의해 나아지지 않는 통증, 목소리의 변화, 호흡곤란, 피 묻은 가래와 기침, 반복되는 복통 등이다. 이런 증상이 있을 때는 꼭 의사의 진찰을 받고 적절한 검사를 받아야 암을 조금이라도 일찍 발견하고 완치할 수 있다. 암뿐만이 아니다. 다른 병들도 예방이 첫째이고 둘째는 조기발견·조기치료이다. 일상생활에서 흔하게 느끼는 증상은 대부분 가볍기 때문에 스스로 자가 치료를 통해 해결할 수 있다. 하지만 아래와 같은 증상은 심각한 병을 의심하고 꼭 검사를 받아야 하는 경우이다.

두통

두통은 보통 긴장성 두통이라고 해서 신경 쓰거나 과로할 때 생긴다. 두통이 심하지 않고 쉬거나 진통제를 먹고 쉽게 가라앉는다면 걱정할 것이 없다. 몸살, 감기에 걸려서 느끼는 두통도 "지끈지끈 아프다"라고 표현할 정도로 아픈 두통이지만 몸살이 좋아지면 같이 좋아진다. 하지만 두통을 일으킨 원인이 심각하다면 빨리 어떤 조치를 해야 한다. 평소 두통을 느끼지 않던 사람이 갑자기 두통을 경험하거나 두통이 갑자기 시작해서 점점 심해지든지, 열이나 발진, 목의 경직을 동반하는 두통, 또는 구토를 동반하며 얼굴이나 사지 근육의 힘이 떨어지는 경우에는 심각한 원인일 수 있다. 두통이 생긴 후 의식이 변하거나 수 시간, 혹은 수 일 전 머리를 다친 후 생긴 두통이 심해진다든지, 운동, 성교, 기침, 재채기 시에 두통이 갑자기 생겼다면 반드시 의사의 진찰이 필요하다.

이런 두통을 일으키는 병에는 어떤 것이 있을까?

두통이 급작스럽게 올 때는 뇌막염, 대뇌 출혈, 뇌졸중, 뇌압의 급격한 상승, 급성 녹내장, 급성 부비동염, 급성 대사성 이상(일산화탄소 중독, 저혈당) 등을 생각해야 한다. 대부분 심각한 병이고 신속하게 조치하지 않으면 생명을 잃거나 후유증을 남긴다. 뇌졸중은 갑작스럽게 발병되는 경우도 있지만 발병 전에 전조 증상을 보이는 경우도 있다. 즉, 자꾸 자려고만 하고 무기력해 하거나, 기운 없이 쓰러지거나 갑자기 눈앞이 캄캄해지고 잠시 의식을 잃게 되는 경우, 팔다리가 저리고 감각이 없거나 힘을 쓸 수 없는 상태, 말이 어눌해지고 잘 알아듣지 못하거나, 똑바로 걷기가 힘들고 물체가 두 개로 보이는 등의 시야장애 등이 계속된다. 이런 증상은 몇 시간 내 사라지더라도 곧 뇌졸중이 발생한다는 예고 증상이므로 무시하지 말고 빨리 병원을 찾아야 한다.

만약 두통이 지속적 혹은 반복적으로 온다면 머리 안에 어떤 혹(암, 농양, 지주막하 혈종, 큰 동정맥 기형 등)이나 긴장성 두통, 편두통, 외상 후 두통, 경추 질환, 삼차신경통, 동정맥기형, 이갈이(측두하악골 기능 이상) 등이 생겼을 가능성이 높다. 이 중 긴장성 두통 같은 가벼운 병도 있지만 암이나 동정맥 기형 같은 심각한 병도 있다.

따라서 위에서 설명한 대로 가벼운 두통이 아니라면 빨리 의사의 진찰을 받고 필요한 경우 뇌단층촬영(CT), MRI 등의 정밀 검사를 받아야 한다.

흉통

흉통은 가슴 부위에 느끼는 통증, 혹은 불편한 증상을 통칭하는 증상인데 그 원인은 일시적이고 아주 가벼운 질환부터 심근경색증이나 박리성 대동맥류처럼 신속한 치료가 뒤따르지 않으면 사망에 이르는 심각한 병까지 다양하다.

흉통은 통증을 느끼는 부위가 가슴 한 곳에 한정되어 있고 피부 표면 부분에서 통증을 느끼며 예민한 통증으로 호소하는 경우에는 대상포진의 전조 증상일 가능성이 높다. 이런 경우 하루 이틀 이내에 피부 발진이 생기기 시작해서 국소적으로 번진다. 대상포진은 피부병 중에서 가장 통증이 심하지만 초기에, 더 빨리는 전조 증상이 있을 때부터 대상포진약(항바이러스제)을 복용하면 가볍게 이겨낼 수 있다.

통증 부위가 가슴 한 곳에 한정되지 않고 비교적 광범위하게 퍼지며, 가슴 속이 아프다면 좀 심각하다. 압박감과 같은 둔통을 호소하는 경우에도 심장과 같은 흉곽 내 장기에 질병이 있을 가능성이 높다. 이런 흉통 중에서 매우 갑작스럽게 심한 통증을 호소하는 경우에는 심근경색증, 폐동맥색전증, 박리성 대동맥류와 같이 바로 생명과 직결되는 질환을 의심해야 한다. 특히 가슴 중앙부에 발생한 심한 통증을 호소하는 경우에는 이와 같은 심각한 질환이 원인일 때가 많으므로 주의를 요한다. 흉통이 전조 증상이 되어 심각한 병으로 발전하는 대표적인 병이 심근경색증이다. 평소 협심증이 있던 환자나 흡연하던 사람이나 고혈압, 고지혈증, 당뇨병 등이 있는 사람이 갑자기 심한 흉통이 발생하여 20분 내 사라지지 않으면 급성 심근경색증을 생각해야 한다. 협심증의 증상은 계단을 오르거나 운동을 하거나 흥분할 때 유발되는데 가슴 부위가 누르듯 뻐근하게 아프고 목이나 왼쪽 팔로 퍼지는 경우가 많다.

박리성 대동맥류의 경우 처음에는 매우 심한 흉통을 경험하지만 바로 증상이 없어지는데 이 때 큰 병원 응급실을 찾아야 한다. 왜냐하면 이때 조치를 하지 않으면 24시간 내에 생명을 잃을 수 있기 때문이다. 어떤 통증이건 평소 경험하지 못한 심각한 통증을 느끼는 경우 그 통증이 없어지거나 줄어들었다고 '괜찮겠지'라고 생각하는 것은 금물이다.

복통

배가 아픈 것은 모두 이유가 있다. 사촌이 땅을 사도, 억울한 일을 당해도 배가 아프다. 질투가 스트레스를 유발하여 위산 분비는 늘리고 위벽의 방어력을 떨어뜨리면 미란성 위염을 만들고 심해지면 위궤양을 일으킨다. 이 때문에 복통이 생긴다. 복통을 일으키는 원인은 참으로 많다. 흔한 원인만 살펴보면, 어른에서는 미란성 위염, 소화성 궤양, 장염, 기능성 위장 장애, 급성 충수염, 결석, 담석 등이 원인이다. 바로 수술을 받지 않으면 심각한 합병증에 빠지는 급성 충수염은 복통은 그리 심하지 않은데 식욕이 전혀 없고 미열이 나며 복통이 처음에는 배의 중앙 위쪽이었다가 점차 우하 부위로 국한되는 것이 특징이다. 소아에서는 감염성 설사, 반복성 복통, 변비, 장중첩증, 장간막 림프선염 등이 원인인데 장중첩증 이외에는 비교적 심각하지 않은 원인이다.

복통이 갑자기 발생하고 매우 심하면 응급실로 가야 하고 응급수술을 대비해야 한다. 왜냐하면 소화성 궤양 천공, 자궁외 임신 등과 같이 복강내 장기 천공에 의한 경우가 있기 때문이다. 또한 담석이나 요로결석이 이렇게 심한 복통을 일으키기도 한다. 반면 복통이 서서히 생기면 충수염, 감염성 위장염, 게실염, 골반 내 감염 등 염증성 질환에 의한 경우나 장폐색에 의한 경우이다.

복통이 생겼을 때 다음과 같은 경우는 자가 치료로 끝내지 말고 꼭 의사의 판단을 받아야 한다. 즉, 복통이 점차 심해지는 경우, 복통이 생긴 후에 구토가 뒤따르는 경우, 구토나 설사 후에도 복통이 경감되지 않는 경우, 심한 복통이 쉬지 않고 지속되는 경우, 복통으로 인해 잠에서 깨어 한밤중에 응급실을 찾을 정도로 증상이 심한 경우 등은 응급 수술을 받아야 할 심각한 병일 수 있으므로 참지 말고 빨리 응급실을 찾아야 한다.

행복한 건강여행 9

발기부전은
동맥경화의
초기 증상이다!

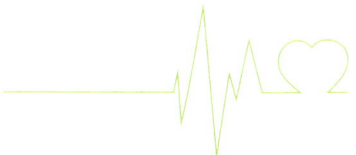

성인이 된 후 70~80세까지 원할 때마다 성생활을 할 수 있는 동물은 인간 이외에는 없다. 더구나 수태를 위한 교미기간이 아닐 때 성관계를 나누는 일은 인간에게만 가능하다. 남성에게 성기능이 정상적이라는 것은 총체적인 성 만족도가 높으면서 발기능력, 극치감, 성적 욕구, 성교 만족도 등이 각각 만족스러운 상태이다. 이 모두가 100점이어야 정상이라는 뜻도 아니고 성관계 때마다 매번 만족한다는 것도 아니다. 젊을 때는 자주, 나이 들어서는 때로 만족할 수 있다면 아무런 문제가 없다. 성에 대한 과도한 환상이나 기대가 있는 결혼 전이나 신혼에는 성기능이 왕성하지만 성 트러블은 이때 오히려 더 많다.

더 큰 문제는 이런 트러블을 너무 심각하게 여기는 것이다. 성 문제는 일시적이거나 조금만 노력하면 해결될 문제이지 심각한 경우는 드물다. 너무 침소봉대(針小棒大)하면 일을 그르친다. 성 파트너가 서로 기다리고 서로의 입장을 배려하면서 분위기를 맞추어 다시 시도하면 된다. 한두 번 문제가 있다고 큰 문제라고 생각할 이유가 없다. 성기능이 매번 매우 약해서 성관계를 전혀 할 수 없는 경우는 전문가의 도움을 받아야 한다. 하지만 비록 성기능에 문제가 있다고 해도 믿고 때로 서로 즐길 수 있는 성 파트너가 있다면 해결은 그리 어렵지 않다.

나이가 들수록 성기능이 떨어지는 것은 당연하다. 따라서 이를 숨기거나 성관계를 피하려 하지 말고 서로 마음을 터놓고 솔직히 이야기하는 것이 해결의 시작이다. 성관계에 어려움이 있는 파트너가 서로 마음이 열리지 않고서는 회복이 어렵기 때문이다. 그리고 의사와 상담하면 된다. 의사는 특별한 경우가 아니면 정밀검사를 하기보다는 서로 신뢰할 수 있는 환경을 만들면서 발기부전 개선제 사용을 권할 것이다. 현재 발기부전 개선제는 비아그라 외에도 많다. 어떤 사람은 이런 약은 한 번 쓰면 다음에도 계속 써야만 성생활을 할 수 있다고 알고 있다. 전혀 그렇지 않다. 일시적인 발기부전의 경우에는 몇 번 약으로 도움을 받으면 회복된다. 약마다 작용 시간의 차이가 있지만 일반적으로 적어도 30분 전, 가장 좋은 것은 한 시간 전에는 발기부전 개선제를 먹는 것이 좋다. 그래야 약이 흡수되어 성관계시 충분한 효과를 낸다. 약만 먹는다고 저절로 발기되지 않는다. 성적 자극이 있어야만 가능하다. 성적 자극이 있어야 뇌에서 발기를 일으킬 수 있는 물질이 나오고 약은 그 물질이 빨리 없어지지 않도록 막는 것이다. 그러니 성적 자극이 강할수록 발기는 더 잘 된다. 발기는 성기의 근육이 커지는 것이 아니고 그 안의 정맥에 피가 충만해지는 것인데 이를 조절하는 물질이 일산화탄소(CO)이다. 이 CO를 혈관근육에서 충분히 오래 유지하는 약이 발기부전 개선제인 것이다. 남성은 성적 욕구가 생기면 뇌에서 CO가 만들어지면서 몸에 퍼지고 성기로 가는 동맥의 혈관 근육을 이완시킨다. 이렇게 되면 엄청난 양의 혈액이 동맥에서 성기의 정맥으로 밀려들어 정맥이 늘어나면서 커진다. 이것이 발기이다. 성기능이 왕성할 때는 한 번 발기된 성기는 성적 자극이 계속되는 한 발기 상태를 유지하지만 성기능이 떨어진 상황에서는 유지가 어렵다. 따라서 발기부전제를 복용하면 한 번 분비된 CO가 분해가 되지 않고 오래 남아있도록 하므로 발기가 오래 유지될 수 있는 것이다.

하지만 약만으로 안 되는 경우도 있다. 성기능을 방해하는 것들이 너무 많고 강하면 아무리 멋진 파트너가 있어도, 아무리 좋은 발기부전 개선제를 써도 발기는 안 된다. 동맥경화가 너무 진행되면 약으로는 발기가 불가능하다. 이런 사람들은 성기보형물이라는 특별한 장치를 수술로 넣어야 한다.

성기능이 떨어지는 것을 막으려면 성기능에 방해되는 것을 알고 이를 해결해야 한다. 과음, 흡연, 꼭 필요하지 않은 약물, 밤늦게 과식하는 습관, 소화장애, 과도한 스트레스 모두 성생활에 방해가 된다. 술은 적당히 마시면(남성은 하루 3잔 이하, 여성은 2잔 이하) 성기능에 도움이 되지만 과음하면 오히려 성기능을 떨어뜨린다. 알코올 남용자, 중독자들의 가장 흔한 건강 문제 중 하나가 발기부전이다. 담배는 혈관의 가장 나쁜 변화인 동맥경화를 일으키는 주범인데 동맥경화의 초기 증상이 발기부전이다. 따라서 발기부전은 단지 성관계의 문제만이 아니고 심장과 뇌를 망가뜨리고 사망에도 이르게 할 수 있는 건강문제의 경고등이라고 생각해야 한다. 담배는 아예 배우지 않는 것이 최선이며 혹시 피우더라도 빨리 끊어야 한다. 약 중에는 보통 자주 먹는 감기약이나 진통소염제도 영향을 미치고, 항고혈압제나 이뇨제, 스테로이드 제제, 항암제, 향정신성 약품 모두 영향을 줄 수 있다. 이 중 항고혈압제는 처음에는 30% 내외에서 성기능장애를 일으키지만 차차 개선된다. 그렇다고 항고혈압제를 복용하지 않으면 고혈압의 합병증이 생길 수 있으므로 약을 끊어서는 안 된다. 이런 경우 항고혈압제를 바꾸거나 발기부전 개선제를 쓰면서 시간을 두고 기다리면 성기능장애 문제도 해결된다. 성기능의 문제를 이와 같이 자연스럽게 해결하려고 하지 않고 잘못된 습관을 그대로 하면서 성기에 보형물을 넣거나 특별한 건강식품이나 약으로 해결하려고 하는 남성들도 있다. 성기를 확대한다고 서로 만족감이 늘어나는 것도 아니고 각종 보약과 상업적인 약들이 장기적으로 도움이 된다는 증거도 없는데 이런 것에 현혹되지 않기를 바란다.

성기능을 개선하는 가장 좋은 비약물요법은 운동이다. 운동 자체가 성호르몬의 분비를 증가시킬 뿐만 아니라 숙면을 유도해서 성호르몬의 분비를 더욱 증가시킨다. 유산소운동, 근력운동, 하체와 복부 운동 모두 좋다. 이런 운동의 효과는 일주일에 3회 이상 꾸준히 할 때 나타난다. 하지만 일주일에 한 번이라도 안 하는 것보다는 훨씬 좋다. 만약 시간을 내서 운동을 따로 하기 힘들다면 평소 많이 움직이는 습관도 좋다. 출퇴근 시간에 걷고 점심 먹고 산책하고 엘리베이터 대신 계단을 이용하는 등 신체활동량을 늘리면 운동의 좋은 효과를 얻을 수 있다. 아울러 항문의 괄약근(括約筋) 운동이 성기능 개선에 도움이 되는 것으로 알려져 있다. 이 운동은 여성의 질 수축을 개선하여 성기능과 요실금을 개선하는 케겔 운동과도 같은 운동이니 부부가 같이 하는 것을 권한다. 케겔 운동은 누워서 해도 좋고 앉아서 해도 좋다. 엉덩이에 힘을 주면서 항문을 오므리는 것을 10초 정도 유지하는 운동이다. 항문을 10초 정도 조였다 풀어주는 것을 반복해서 하루 100번 정도 한다고 생각하고 수시로 하면 도움이 된다.

성기능에 관여하는 성호르몬과 성장호르몬은 보통 밤에 깊게 잠들었을 때 왕성하게 분비된다. 일찍 자는 것이 더 좋지만 나름의 습관으로 푹 자는 것이 좋다. 낮에 너무 힘든 직장인은 평일 자기 전에 성관계를 갖기보다는 푹 자고 다음 날 일찍 성관계를 갖는 것도 좋은 방법이다.

먹는 것을 중요하게 생각하는 한국인들의 전통에 성기능을 개선한다는 식품이 꽤 많다. 하지만 그리 믿을 게 못 된다. 적절한 식생활이 건강을 개선시키고 결과적으로 성기능을 개선하는 것이다. 만약 과식을 자주 하고, 포화지방산, 트랜스지방, 염분, 설탕 등이 많이 든 음식을 즐긴다면 혈관의 동맥경화가 심해져서 성기능을 떨어뜨린다. 반대로 균형 잡힌 식사를 하면 동맥경화의 위험을 낮춰주고 심리적으로도 안정감을 준다. 등푸른생선과 식물성 기름, 그리고 견과류에 많이 들어 있는 불포화지방산과 콩나물, 두부, 양파, 마늘, 과일 등이 성기능을 개선한다고 알려져 있지만 이런 음식 역시 직접적인 관련은 없다. 다만 이런 음식은 영양학적으로 매우 좋은 음식인데 자칫 소홀하기 쉬우므로 더 신경을 써서 챙겨 먹으면 피로회복과 건강에 도움이 된다.

균형 잡힌 식사와 운동으로 건강하고 멋진 몸매를 만드는 것은 성기능 유지에도 도움이 된다. 그러니 건강을 챙기는 것, 덩달아 멋진 몸매를 만들고 유지하는 것, 그리고 성생활을 즐기는 것은 남녀노소 누구라도 못할 이유도 없고 늦은 때도 없다.

행복한 건강여행 10

여性 상식에
무지한 당신,
남편 맞아?

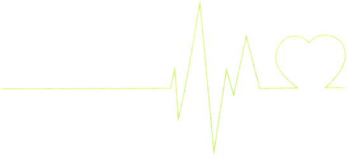

　　　　　　　　　　사회가 민주화, 서구화할수록 여
자의 성에 대한 이해가 넓어진다. 부부에게는 성이 우선순위 1위
가 아니고 서로에 대한 신뢰가 1위이다. 부부 관계에 금이 가거나
이혼에 이르는 근본 이유가 성 트러블은 아니다. 성 트러블이 있
으면 관계 개선에 어려움이 생기는 것은 맞지만 갈라설 이유는 아
니다. 갈라설 다른 이유가 있는 것이 성 트러블의 원인이다. 성 파
트너끼리 서로의 성 만족을 방해하는 것이 있다면 당연히 해결해
야 한다. 여성도 성 문제를 느끼면 덮지 말고 파트너와 터놓고 대
화하면 좋을 텐데 아직 이런 문화가 아닌 것이 문제다. 40대 남성
들은 부인이 샤워하는 소리가 무섭고, 50대 남성은 부인이 국을

많이 끓일 때 무섭다는 농담이 있다. 남성은 30대 이후 성기능이 감소하는데 여성은 오히려 40대 이후 오르가즘을 느꼈다는 경우가 있을 정도로 성기능이 좋아질 수 있다. 그런 부인이 샤워하는 소리가 무서워지는 남성이라면 부인에게 극치를 맛보게 해야 한다는 성에 대한 과도한 선입견에서 아직 벗어나지 못했든가 아니면 스스로 건강관리에 문제가 있어 성기능저하가 왔을 가능성이 있다.

사려 깊은 남성이라면 여성의 성에 대한 상식도 갖출 필요가 있다. 여성은 파트너에 대한 신뢰와 마음의 안정감이 있어야 성의 즐거움을 느낄 수 있다. 여성이 성기능 장애를 느낄 때 가장 먼저 체크해봐야 할 것이 바로 이런 관계이다. 남성에게도 이런 신뢰관계가 중요하지 않은 것은 아니지만 여성은 더 특별하다는 점을 이해해야 한다. 아울러 몇 가지 여성 성기능 장애의 이유에 대해서도 알 필요가 있다. 폐경기는 50세 전후에 오는데 폐경 후 여성호르몬이 부족하게 되면 질 점막이 위축되고 분비물도 줄어들어 성관계시에 통증을 느낄 수 있다. 이런 경우 여성 호르몬제를 복용하거나 바르는 간단한 치료만으로도 정상으로 회복된다. 갑상선 기능 저하증과 같은 호르몬 문제도 중년 여성에서 흔한데 이를 아는 피검사는 매우 간단하고 치료도 간단하다. 그리고 질염이나 골반염과 같은 문제가 있어서 성교통을 느끼는 경우에도 성기능 장애가 있을 수 있는데 이 역시 쉽게 치료된다. 문제는 성에 대한 부정적 태도나 상대에 대한 실망감으로 흥미와 신뢰를 모두 잃은 경우이다. 이런 경우에는 시간이 더 많이 필요하고 또 성 파트너 사이의 신뢰감 회복이 필요하다. 또한 오르가즘을 못 느끼는 경우에는 남성의 참여가 중요한데 대화하기를 꺼린다면 해결도 어렵다. 여성 중에는 오르가즘, 즉 절정감을 못 느끼는 것을 당연하게 생각하는 경우도 있지만 실제 성생활에 만족하는 경우 대부분의 여성은 오르가즘을 경험한다. 과거 오르가즘을 느꼈다가 최근 느끼지 못한다면 이유가 있다. 파트너와의 신뢰에 문제가 생겼거나 우울증을 앓거나 당뇨병과 같은 만성적 질병이 악화되거나, 여성호르몬이 현저히 떨어진 경우가 있는지 살펴야 한다. 또한 남자 파트너가 조루증과 같은 문제가 있는지, 성행위에 대한 관심이 떨어지거나 기본적인 기술이 부족한지, 아니면 아내에 대한 배려가 부족하지 않은지 살펴야 한다.

폐경 전후 여성의 성이 급변하기도 한다. 폐경기는 45세부터 55세 사이에 일어나는데 증상은 개인별로 매우 다양하다. 우울성향이 있는 경우, 여러 가지 스트레스에 시달리는 경우, 남편과 문제가 있는 경우에는 폐경기 증상이 더 심할 수 있다. 특히 우울성향이 있는 경우 폐경기 우울증이라는 심각한 우울증에 시달리는 경우도 있다. 자신이 이제 더 이상 쓸모가 없다고 생각하고 외모도 가꾸지 않고 인생의 목적도 희미해지는 경우이다. 이 시기는 남편 또한 신체적, 정신적인 쇠퇴기에 해당되는 경우가 많고 자녀들도 학업이나 직장, 군 입대 등 여러 가지 이유로 집을 떠나는 '빈둥지 시기'이기도 하다. 그러다보니 신체적인 변화를 겪고 우울해지는 여성의 마음을 위로하고 새로운 힘을 불어넣을 기회를 갖지 못하면 우울증으로 발전하기 쉽다. 그러므로 50세 전후의 여성을 둔 남편, 자녀, 부모, 친구들은 이들의 변화하는 마음을 이해하고 더 지지해주는 배려가 필요하다. 아울러 여성호르몬 치료가 필요한 경우도 있다. 얼굴이 갑자기 붉어지고 땀이 나는 안면홍조 등 폐경기 증상은 여성호르몬요법으로 쉽게 좋아진다. 최근 여성호르몬요법의 위험성을 잘못 이해하는 사람들이 많다. 여성호르몬요법은 4년 이내로 단기간 사용하는 경우 문제가 안 된다. 여성호르몬치료는 열성홍조나 비뇨생식기계 위축을 막는 가장 효과적인 방법이며, 폐경 후 뼈 소실을 예방할 뿐 아니라 대장암의 발생 위험까지 낮춘다. 반면 에스트로겐은 정맥혈전증과 뇌졸중의 빈도를 증가시키며, 5년 이상 치료하는 경우 유방암, 관상동맥질환의 위험성도 높아진다. 따라서 여성호르몬대체요법을 받기 전에 유방검사와 골다공증검사를 받고 매년 반복해서 체크해보는 것이 좋다. 이런 이득과 손해를 잘 살펴서 여성호르몬제를 4년 이내로 단기간 사용하면 문제가 되지 않는다. 그래도 여성호르몬제에 대한 거부감이 크다면 티볼론이나 식물성 에스트로겐 등 다른 대체제도 있고, 폐경기 증상만 줄이는 베타차단제 등 다양한 방법이 있다. 따라서 폐경기 증상은 당연하고 참아야 하고 이때 따라오는 성적 불만족도 당연하다고 생각하는 몰상식 때문에 고생하지 않기를 바란다.

여성 성기능 장애의 중요한 이유는 남성 성기능 장애이다. 남성의 경우 40대 이후 급격히 성기능이 떨어진다면 앞에서 언급한 대로 성기능에 방해되는 것을 피하고 도움이 되는 것을 취해야 한다. 나이가 들수록 성관계는 무조건반사가 아니라 조건반사가 된다. 즉 젊을 날 수시로 발기가 되고 몽정을 경험하는 것과는 달리 나이가 들수록 조건이 잘 갖추어져야 욕구-발기-전희-삽입-피스톤운동-사정으로 이어지는 성관계가 원활하게 일어난다. 대부분 남성 주도적인 성관계에서 남성이 발기부전이라면 여성도 만족을 얻을 수 없다. 남성들의 건강관리, 올바른 지식과 사려 깊은 배려가 여성의 성기능 문제를 해결하는 데도 필수적이다.

행복한 건강여행 11

대머리와
심장질환이
무슨 관계?

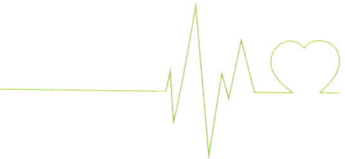

　　　　　　　　　사람에 따라 키나 뱃살에 신경을
많이 쓰는 것처럼 머리카락이 많고 적음에 마음을 많이 쓴다. 나
이가 든 후에도 대머리가 되는 것을 싫어하는데 이제 겨우 사십대
인데 탈모가 진행되면 스트레스를 많이 받는다. 이런 경향은 우리
나라 사람뿐만 아니라 서양인들도 마찬가지다. 그래서 고대부터
근대까지 서양 남자들이 가발을 즐겨 썼던 이유가 바로 대머리를
가리기 위함이었다. 외모에 자신 있는 남성일수록 자신의 성적 능
력을 과시하고 싶어 하기 때문에 대머리가 되는 것에 불안감을 느
끼고, 좋은 가발을 열심히 찾았던 것이다. 그러나 아이러니하게도
그 남자들의 매력을 직접 평가하는 여성들은 상대의 대머리에 별

로 신경 쓰지 않는다는 연구 결과가 있다. 실제 조사를 보면 여성들에게 남성들의 대머리는 그리 우선순위가 높은 평가 기준이 아니다. 그래도 남자들은 대머리를 싫어해서 지금도 가발 산업은 호황이고 고가품들이 더욱 늘고 있다고 한다. 남자들도 나이가 들수록 젊게 보이고 싶어 한다. 더구나 나이 든 사람보다는 젊은 사람을 선호하는 직장 문화도 영향이 크다.

사람 머리의 평균 면적은 약 $700cm^2$이다. 머리카락은 $1cm^2$에 150개 정도가 나기 때문에 약 10만 개의 머리카락이 있다. 이 머리카락은 각각 발생, 성장, 퇴화, 휴지기라는 주기를 갖고 순환한다. 일반적으로 휴지기에는 머리카락이 매일 50~70가닥 정도 빠지므로 자신의 머리카락이 빠지는 것은 모든 사람이 경험하는 일이다. 하지만 탈모가 시작되면 머리카락의 주기가 사라지며 모든 머리카락이 점차 가늘어지고 짧아져서 결국은 눈에 거의 보이지 않는 연모 형태로 변한다. 나이가 들어감에 따라 어떤 사람은 앞머리, 어떤 사람은 정수리 부분의 머리가 많이 빠진다. 남성형 탈모에도 다양한 형태가 있다.

왜 나이가 들면서 탈모가 일어날까?
현재까지 밝혀진 원인으로 가장 중요한 것은 유전, 즉 그렇게 타고나는 것이다. 대머리 남자는 유전자에 일정한 나이가 되면 머리카락을 그렇게 변하도록 프로그램화되었기 때문에 대머리로 변하는 것이다. 그러므로 탈모를 근본적으로 막는 방법은 아직 없다. 이 외에도 정신적 충격이나 스트레스, 호르몬 이상, 갑자기 식사량을 줄이는 식사 변화 혹은 영양 장애, 약의 부작용, 매독과 같은 질병 등이 원인이 되지만 이런 탈모는 원인이 없어지면 머리카락도 다시 정상적으로 되돌아온다.

여성의 탈모는 드물고 있더라도 심하지 않은데 왜 남성들의 탈모는 심할까? 그것은 첫째 남성들만이 앞머리와 정수리 부분에 남성호르몬에 대한 수용체가 있고, 둘째 여성도 남성호르몬이 나오지만 그 양은 남성에 비해 너무 적은 수준으로 탈모를 일으킬 능력이 안 되기 때문이다. 남성형 탈모, 소위 대머리를 갖고 있는 남자는 머리카락을 만드는 세포의 남성호르몬 수용체가 특별할 뿐이지 남성호르몬이 많거나 정력이 좋은 것이 아니니 오해하지 않기 바란다. 아직까지 왜 특정한 남성에서만 남성호르몬 수용체가 남성호르몬에 반응해서 털을 만드는 세포가 위축되고 대머리가 되는지는 의학적으로 알지 못하고 있다. 그래서 결국은 근본치료를 못하고 남성호르몬 자체의 작용을 억제하거나 몸의 다른 부위에서 머리를 심는 방법 이외에는 효과 있는 치료법을 개발하지 못하고 있다.

대머리와 건강은 어떤 관계가 있을까?

결론적으로는 거의 관계가 없다. 다만 30세 이전에 대머리가 된 남성은 나이가 들어 심장마비, 협심증 등 심장질환을 앓을 확률이 대머리가 아닌 남성에 비해 약간 높기 때문에 주의가 필요하다. 두피에 남성호르몬인 테스토스테론 수용체를 많이 보유하고 있는 남성은 호르몬도 과다한 경우가 많고 이 과도한 테스토스테론이 동맥경화의 확률을 높이기 때문이다. 머리 앞부분이 대머리인 경우 대머리가 아닌 사람에 비해 9%나 심장질환을 앓을 확률이 높지만 머리 윗부분이 경미한 대머리인 경우는 23%, 머리 윗부분이 약간 심한 대머리인 사람은 32%, 머리 윗부분에 머리카락이 거의 없는 경우는 36%나 높다는 연구도 있다. 따라서 이들은 더욱 식사와 운동으로 체중을 조절하고 건강을 면밀하게 체크하는 것이 필요하다. 걱정할 이유는 없는데 이렇게 건강관리를 더 잘하면 더 오래 건강하게 살게 되기 때문이다.

그렇다면 대머리는 어떻게 치료할까?

남성형 탈모의 치료법으로 현재 확실한 효과가 인정되는 것은 두 가지 약물과 모발 이식밖에 없다. 피나스터라이드(finasteride)라는 먹는 약과 미녹시딜이라는 바르는 약만이 임상실험과 오랫동안의 경험으로 효과가 인정되는 약물이다. 최근 두타스테라이드라는 약도 미국 식약청의 허가를 앞두고 있어서 기대된다. 피나스터라이드라는 약물은 남성호르몬의 작용을 방해하는 효과 때문에 탈모를 막는다. 간혹 이 약 때문에 성기능이 약해진다고 호소하는 남성들이 있지만 그 부작용은 그리 흔하지도 심하지도 않기 때문에 염려할 정도는 아니다. 이 약은 2001년 미국부터 시작해서 세계적으로 널리 쓰이는 약으로 일부 사람에게서 성기능이 약간 줄어드는 부작용 외에 심각한 부작용은 없다. 복용해서 성기능에 영향이 없는 사람은 계속 영향이 없다. 바르는 탈모치료제인 미녹시딜은 처음에는 항고혈압제로 개발이 되었고 실제 오랫동안 썼던 약이다. 하지만 현재는 이 약의 부작용으로 털이 많이 나는 것이 관찰된 후 현재는 두피에서 모발 성장을 돕는 약으로만 사용되고 있다. 이 약은 모근 세포를 자극해서 모발의 성장을 유발하지만 아울러 피부 자극 효과가 있으므로 피부 가려움, 피부염 등의 부작용이 생기기도 한다. 피나스터라이드와 미녹시딜 두 약물을 동시에 사용해도 되지만 부가적인 효과는 그리 크지는 않다. 따라서 주로 먹는 약을 권한다.

 문제는 먹는 약이나 바르는 약은 모두 약을 끊자마자 몇 주 이내에 치료를 받지 않았을 때의 탈모 상태로 변해버린다는 것이다. 따라서 이런 약은 영구적인 방법은 아니다. 영구적인 방법은 바로 모발 이식이다. 모발 이식은 남성호르몬에 영향을 받지 않는 뒷머리 부분의 모발이나 최근 시도되는 앞가슴의 털을 채취해서 머리가 빠진 부분에 이식함으로써 영구적으로 털이 빠지지 않도록 하는 것이다. 모발 이식을 하면 거의 모든 모발이 평생 뒷머리 부분의 머리카락과 운명을 같이 하기 때문에 따로 약을 복용하거나 바를 필요가 없다. 문제는 돈이다. 현재 한국의 경우 수백만 원에서 범위에 따라서 한 번에 불가능하고 두 번 이상 시술을 받으면 천만 원이 넘는 수술비를 감당해야 한다. 모발 이식을 받는 사람이 늘고는 있지만 모발 이식으로 대머리를 치료하는 사람은 그중 소수이다. 그만큼 수술비가 감당하기 어렵기 때문이다. 그래서 모발 이식을 받기 위해 수술비가 싼 다른 나라로 원정을 가서 수술을 받는 사람도 늘고 있다.

유전적으로 정해진 대머리야 어쩔 수 없지만 현재 갖고 있는 머리카락을 최대한 건강하고 젊게 유지하려면 매일 머리를 감으면서 두피 마사지로 적당한 자극과 혈액 순환을 촉진하는 것이 좋다. 아울러 균형 잡힌 식사 및 충분한 휴식과 수면으로 건강관리를 잘하는 것도 모발 건강에 중요하다는 점을 강조하고 싶다. 또 다이어트를 할 경우 체중이 줄어드는 것은 좋지만 부작용의 하나로 머리카락이 빠지는 경우도 있으니 과도한 다이어트는 건강에도 머리카락에도 좋지 않다. 그리고 대머리가 싫다면 가장 효과적인 방법은 그런 조짐이 있을 때부터 먹는 약을 복용해서 더 진행이 되지 않도록 하는 것이다.

행복한 건강여행 12

비듬은
왜 생기는
것일까?

비듬에 좋다는 샴푸나 약, 그리고 이런저런 비듬 치료 방법을 소개하는 상업적인 업체가 꽤 많다. 미용실마다 비듬에 좋다는 두피 관리를 소개하고 있고, 피부 관리실에서도 두피관리는 꽤 중요한 항목 중에 하나다. 왜 그럴까? 그 이유는 두 가지일 것이다. 하나는 그만큼 비듬으로 고민인 사람이 많기 때문이고, 또 하나는 비듬은 잘 안 낫기 때문이다. 비듬이 간단하게 치료된다면 이렇게 많은 샴푸와 약과 비듬치료 전문센터 같은 것이 필요 없을 것이지만 비듬은 거의 평생 가는 고질병이다.

비듬은 왜 생길까? 비듬이 생기는 이유는 다음 세 가지 조건이 맞을 때다. 첫째는 머리에 생기는 기름이 있어야 하고, 둘째는 비듬 곰팡이인 피티로스포룸 오발레(Pityrosporum ovale)라는 곰팡이의 과다 증식이 있어야 하고, 셋째는 머리에 생긴 기름을 비듬 곰팡이가 분해해서 생긴 올레인산이라는 물질이 머리 피부를 통과해서 염증을 일으켜야 한다. 비듬은 이렇게 염증이 생긴 표피가 탈락된 것이다. 간혹 머리 피부가 어떤 화약약품에 알러지반응을 일이키기 때문에 비듬이 생기기도 한다. 따라서 머리에 젤이나 스프레이, 샴푸, 기름을 바른 후 비듬이 심해지면 그 물질은 피해야 한다. 또 머리 피부가 너무 건조한 사람은 피부의 표피 부분이 벗겨지는 인설(?)이 부서져서 날리는 비듬이 많을 수밖에 없다. 이런 사람이 비듬이 많다고 샴푸를 자주 하면 피부가 더 건조해져서 비듬이 더 많이 생기는 악순환에 빠진다. 이런 경우는 머리에 약이 필요하다.

비듬 치료가 가장 힘든 경우는 머리에 생기는 대표적인 피부염인 지루성 피부염 때문에 생긴 비듬이다. 피부염이 있는데 이를 치료하지 않고 비듬만 줄이려고 하면 근본적인 해결이 안 된다. 비듬이 심해지거나 너무 오래가는 경우에는 피부염을 진단하고 치료할 수 있는 가정의학과나 피부과 의사의 진단을 정확히 받고 이에 맞는 약을 써야 해결이 된다.

비듬을 치료하는 첫 단계는 건조한 경우를 제외하고 머리를 매일 잘 감는 것이다. 거품을 충분히 내서 천천히 손톱이 아닌 손끝 피부로 두피를 부드럽게 문질러 주는 것이 좋다. 아울러 곰팡이 없애는 약제가 들어 있는 샴푸를 주 2회 정도 써서 머리 곰팡이를 제거해야 한다. 키토케나졸이라는 약이 들어 있는 비듬 샴푸를 쓸 때는 곰팡이와 접촉해서 살균이 가능한 시간을 주어야 하는데 최소한 5분 동안 거품을 제거하지 않아야 효과가 좋다. 키토케나졸 이외에도 셀레니움 설파이드, 싸이클로피록스 올라민 등이 든 샴푸도 효과가 있다. 이런 약품이 비듬을 만드는 하나의 조건인 곰팡이를 제거하면 비듬이 생기는 고리가 끊어진다. 머리를 감은 후에는 머리를 너무 심하게 문지르지 말고 손이나 수건으로 자연스럽게 말리는 것이 좋다. 헤어 드라이기를 써서 말리는 것도 괜찮지만 간단하고 짧게 써야 한다. 너무 무리하게 건조시키면 머리 피부가 나빠질 수 있으므로 과도한 것은 좋지 않다.

  비듬은 완치가 쉽지 않지만 별문제 없이 잘 관리할 수 있는 방법을 적용해서 효과가 있다면 그 방법을 꾸준히 사용해야 한다. 매일 머리를 감고 비듬 샴푸나 약을 쓰는 것이 번거로울 수 있지만 비듬이 줄고 머리도 가렵지 않고 비지도 덜 나온다면 얼마나 좋은가? 이렇게 좋은 방법들이 있는데 아직도 비듬이 많다면, 좀 게으른 사람으로 보이지 않을까?

행복한 건강여행 13

체중이 빠진 환자에 의사들은 초긴장! 왜?

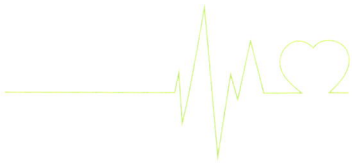

    사람들은 대개 자신의 키와 체중을 안다. 어릴 때부터 학교에서 키와 체중을 쟀고, 가족들과 목욕탕에 가면 체중을 재보고 늘어난 것을 자랑스러워했다. 하지만 어른이 되어 배가 나오면서 체중을 재보는 것이 부담으로 작용한다.
   체중은 사람마다 독특한 체형을 반영한다. 따라서 조금 마른 사람, 조금 살이 쪄 보이는 사람, 얼굴이 동그란 형이라 살이 쪄 보이지만 실제는 괜찮은 억울한 체형도 있다. 체중이 줄고 느는 것은 우리 몸으로 들어오는 칼로리, 즉 식사량에서 기초대사량과 신체활동량을 뺀 칼로리에 좌우된다. 우리 몸으로 들어오는 것과 나가는 것이 같다면 체중은 유지된다. 체중이 빠졌다는 것은 식욕이

떨어져서 식사량이 줄었거나 식사량은 줄지 않았어도 많이 썼기 때문이다.

체중이 많이 나가는 비만만 나쁜 것이 아니라 갑자기 체중이 빠지는 것과 저체중도 위험하다. 체중이 빠지면 뼈가 약해지고 면역력이 떨어진다. 저체중은 과체중보다 사망률이 훨씬 높다. 그런데도 체중을 단기간에 빼는 다이어트를 하는 사람들이 많다. 단기간에 과도하게 체중을 빼는 것이 참으로 위험하다는 것을 모르는 사람들이 많다. 체중 조절을 하더라도 한 달에 2kg 이상은 빼지 않는 것이 원칙이다. 억지로 체중을 줄이면 골다공증과 면역력 저하만 생기는 것이 아니라 피곤해지고 심리적으로 자신감이 없어지거나 우울해진다. 또 요요현상으로 다시 체중이 늘어나면서 몸의 정상적인 생리적 조절을 혼란시킨다. 성급한 한국인들은 체중도 성급하게 빼려고 하는데 이런 심리를 이용해서 돈을 버는 업자들이 많다. 굳이 다이어트 할 필요도 없는 사람들이 돈 들이고 몸 버리는 것을 보면 참 안타깝다.

무리한 다이어트는 피해야 하지만 체중을 적절하게 유지해서 건강과 몸매를 챙기는 것은 누구에게나 필요하다. 체중을 적절하게 유지하려면 먹는 것이 가장 중요하다. 먹는 것을 조절하지 못하면서 운동만으로 체중을 조절하려면 운동을 엄청 많이 해야 하는데 이것은 쉽지 않다. 실제 이런 방식으로 적정한 체중을 유지하는 사람은 드물다. 먹는 것을 조절하는 데 핵심은 식욕이다. 식욕은 인간의 욕구 중 가장 강한 욕구이므로 식욕을 억지로 억제할 수는 없다. 식욕 자체는 건강한 것이다. 건강한 사람은 식욕이 적절하여 잘 먹고 잘 배설하고 잘 자고 잘 논다. 의사들은 이렇게 네 가지가 잘 되고 있는 사람을 우선 건강하다고 판단한다. 문제는 과도한 식욕이고 충족되지 않는 식욕이다. 식욕을 결정하는 것은 위가 빈 정도와 혈당, 그리고 뇌의 욕구를 조절하는 중추의 상태 세 가지의 상호작용이다. 소화가 너무 빨리 되고 위에서 소장으로 빨리 넘어가는 음식은 배를 빨리 고프게 한다. 대표적인 음식이 죽이다. 대부분의 죽은 위에 머무는 시간이 짧아서 위가 빨리 비기 때문에 빨리 배고프다. 칼로리가 적은 음식일수록 혈당이 오르지 않기 때문에 배가 고프다. 야채와 저칼로리식품은 배를 빨리 고프게 한다. 따라서 식사 중에 칼로리는 적절한데 쉽게 배고프지 않는 음식, 대표적으로 식물성 단백질, 동물성 단백질을 꼭 먹어야 한다. 백미나 설탕은 탄수화물로 빨리 혈당을 올려서 만족감을 주지만 또 빨리 대사되어 빨리 배고프다. 따라서 탄수화물도 현미나 잡곡밥처럼 천천히 소화되는 것으로 먹는 것이 배고픔을 심하게 겪지 않으면서 체중을 유지하는 비결이다. 여기에다가 뇌중추를 즐겁게 하는 여러 가지 좋아하는 일들, 취미생활과 운동 등이 가미되면 체중 조절은 어려운 일이 아니라 즐거운 일이 된다.

현대인들은 체중이 빠지면 좋은 것으로 생각하지만 의사들은 체중이 주는 사람을 진료할 때 늘 긴장한다. 꽤 심각한 병이 있기 때문이다. 다이어트로 일부러 뺀 것이 아니라면 결핵, 암, 갑상선 기능항진증, 염증성장질환 등 체중이 빠질 때 생각할 수 있는 병 중 심각한 것이 많다. 이런 병을 의심할 수 있는 체중 감소는 지난 6개월 동안 평소 체중의 5% 이상이 빠질 때를 의미한다. 즉 평소 60kg인 사람이 3kg 체중 감소가 있다면 가볍게 넘겨서는 안 된다. 이유를 찾아서 해결해야 한다. 이런 의미 있는 체중감소가 있다고 모두 심각한 병이 있지는 않다. 가장 흔한 원인은 덜 먹거나 많이 쓰는 경우이다. 다이어트를 하지 않아도 평소 먹는 양이 줄어들면 체중은 준다. 여기에 일이 많아졌거나 운동을 시작했거나 많이 걷기만 해도 체중은 준다. 만약 이런 이유도 아닌데 체중이 줄었거나 다른 신체증상이 있다면 반드시 의사의 진찰을 받고 필요한 검사를 받아야 한다. 한국인의 경우 40대 이후 의미 있는 체중감소가 있다면 흉부엑스선 검사를 통해 폐결핵이나 폐암이 있는지 체크해야 하고, 피검사를 통해 빈혈, 혈당, 간 기능 이상, 신장 기능 이상, 갑상선 기능 이상 유무를 우선 알아봐야 한다. 여기에 위내시경검사를 해서 위암이나 위궤양이 없는지 보고, 복부초음파검사로 췌장암이나 간암, 그리고 대장내시경으로 대장암 유무까지 확인해야 한다.

체중이 빠졌다는 것은 에너지 밸런스가 무너졌다는 것인데 건강 증진을 위해서 일부러 체중을 줄이는 경우가 아니라면 경고등이 켜진 것이다. 의미 있는 체중감소가 있지만 먹기는 잘 먹는 편이라면 당뇨병이나 갑상선기능항진증이 흔하고, 가래가 많아졌다면 폐결핵, 그리고 식욕이 떨어졌다면 폐암, 위암, 간암 등 암 유무를 꼭 체크해야 한다. 하지만 우울증이 있어도 식욕이 떨어지고 체중이 주는 경우가 있다.

체중이 빠지면 경고등이 켜진 것이므로 몸과 마음의 이상 유무를 잘 체크할 필요가 있다.

행복한 건강여행 14

담배가
내 몸에 하는 일들,
오 마이 갓!

건강하려면 건강에 해로운 것은 피하고 건강에 이로운 것을 가까이 해야 한다. 이 간단한 원리를 실천하지 않으면서 건강하기를 바랄 수 없다. 흔히 주식이나 투자를 냉정한 확률 게임이라고 한다. 돈을 벌 기회와 잃을 리스크가 확률로 갈리기 때문이다. 건강도 확률 게임이다. 건강할 확률이 병들고 사망할 확률보다 높아야 생명을 유지할 수 있다. 충분히 살 만큼 살았다고 하기 전에 죽거나 다치거나 평생 후유증이 남는 병에 걸릴 확률을 낮추는 게임이 건강생활이고 건강 투자다. 누구도 자신에게 일어날 일을 미리 알 수 없으므로 건강에 해롭다고 알려진 것들, 자신에게 암과 심뇌혈관질환을 가져오는 리스크는 멀리해야 한다. 바로 담배, 술, 스트레스, 비만, 운동 부족, 불규칙적인 식사 등 질병과 사망 확률, 삶의 질을 떨어뜨릴 확률을 높이는 행위는 확 바꿔야 한다. 그래야 생존의 확률, 건강의 확률이 높아진다.

이 중 담배가 가장 심각한 중독물질이며 질병을 유발하는 나쁜 상품이며 생존과 건강의 확률을 떨어뜨리는 주요 인자다. 흡연으로 인한 조기사망, 질병, 화재, 간접흡연 등에 의한 경제적 손실은 한국의 경우 매년 약 6조여 원으로 추정한다. 지난 20세기에 이미 1억 명이 흡연 관련 질환으로 사망했고, 21세기에는 약 10억 명이 흡연 관련 질환 때문에 조기 사망한다. 매년 한국인 중 5만여 명은 담배가 없었다면 적어도 그해에는 사망하지 않았을 것이다. 사정이 이런데 아직도 담배를 피우는 한국인이 천만 명을 넘는다. 이들 중 60%는 담배 때문에 병에 걸리고 수명이 짧아진다. 수명만 짧아지는 것이 아니라 죽기 전 삶의 질은 더 오랫동안 떨어진다. 그러니 담배를 피우는 사람은 속된 말로 짧고 굵게 사는 것이 아니라 짧고 가늘고 지저분하게 살다가 갈 확률이 높다.

담배 연기는 자신에게만 나쁜 것이 아니라 2차 흡연, 3차 흡연으로 남에게도 피해를 준다. 2차 흡연은 비흡연자가 담배 연기에 노출되어 직접 담배 연기를 마시는 것이다. 실내금연이 꼭 필요한 이유가 여기에 있다. 3차 흡연은 직접 연기를 맡지는 않았어도 담배의 독성 물질이 묻은 실내 공간, 흡연자의 피부, 머리카락, 옷에 묻은 타르와 니코틴에 노출되어 결과적으로 담배 연기의 해로운 물질을 흡수하는 것이다. 이런 2차 흡연, 3차 흡연 때문에 흡연자를 남편으로 둔 여성은 폐암에 걸릴 확률이 2~3배 올라가며, 그를 아빠로 둔 자식은 지능과 성적이 떨어지고 알레르기비염, 천식 등 호흡기질환에 더 잘 걸린다. 아빠가 꼭 실내흡연을 하지 않아도 생기는 일이다. 담배를 피운 방에 있으면 담배 연기가 없어도 벽에 남아 있는 독성물질이 호흡기나 피부를 통해 들어온다.

흡연이 일으키는 질환은 크게 암, 심혈관계질환, 호흡기질환, 그리고 생식 및 분만 관련 질환 네 가지 영역으로 나뉜다. 즉 흡연은 위암, 간암, 폐암, 식도암, 후두암, 방광암 등 거의 모든 암 및 관상동맥질환, 뇌중풍을 일으킨다. 아울러 만성폐쇄성폐질환, 천식, 기관지확장증 등 호흡기질환과 당뇨병을 일으킨다. 흡연하는 산모는 저체중아를 출산하여 신생아 사망률을 현격히 높인다. 이런 결과는 정도의 차이는 있지만 미국인, 유럽인, 일본인, 그리고 한국인 등 세계 공통의 연구 결과이다.

몇 년 전 미국의 유명한 방송 앵커 제닝스가 방송을 통해 자신의 거취를 발표하였다.
"현재 이 목소리로는 앵커를 계속 할 수 없다. 바로 폐암 때문이다. 건강해지면 다시 나오겠다."

하지만 그는 약속을 지키지 못했다. 4개월 후 그는 세상을 떠났다. 한국에서도 2001년 코미디언 이주일 씨가 폐암에 걸린 후 산소를 마시면서 방송에 출연하여 시청자들에게 금연을 호소했던 것은 지금도 잊지 못할 감동이었다. 이분은 한국 금연운동사에 길이 남는 업적을 남겼다. 한국의 재벌 회장 중에도 폐암으로 사망한 경우가 많은 것 같다. 기억에 남는 고인들은 최종현 SK 회장, 박정구 금호 회장, 정세영 현대산업개발 명예회장, 박성용 금호그룹 명예회장 등이다. 이분들은 모두 폐암으로 별세했다. 한창 일할 나이에 아깝게 세상을 떠난 것은 얼마나 안타까운 일인가?

왜 그럴까? 이분들이 건강관리를 잘못하는 것도 아니요, 건강진단을 받지 않는 것도 아니요, 더구나 세계적인 최첨단 치료를 받지 못하는 것도 아닌데 왜 폐암으로 일찍 세상을 떠나는가? 그 이유의 첫째는 현재 폐암 사망이 제일 흔한 사망원인이니 유명 인사 중에서 폐암으로 사망하는 일이 제일 많을 수밖에 없다. 둘째는 폐암이 조기발견하고 치료하기가 제일 어렵기 때문이다. 우리나라 암 사망 1위가 폐암이기는 하지만 그와 비슷하게 간암도 있고 위암도 많고 그 뒤를 이어 대장암도 늘고 있다. 그런데 재벌이 폐암이 아닌 다른 암, 예를 들어 위암, 간암, 대장암 등으로 사망했다는 소리를 듣기 힘든 것은 다른 암은 조기진단과 치료가 가능한데 비해 폐암은 조기진단과 치료가 어렵기 때문이다. 요즘 많은 사람들이 종합건강검진을 받는다. 그래서 매년 중요한 검사를 해서 병을 조기에 찾아낸다. 아마 대기업 회장들의 경우 이런 건강검진을 더 자주, 더 정확하게 할 것이다. 그러면 위암이나 간암, 대장암을 조기에 찾아내서 완치할 수 있다. 하지만 폐암은 조기진단도 어려울뿐더러 조기진단해도 완치할 수 없는 경우가 많다. 혹시 폐암을 조기에 발견하였다고 하더라도 폐암을 진단받고 5년 동안 살 수 있는 확률은 10% 이하이다. 결과적으로 우리나라 남성들이 걸리는 4대 암 중에서 폐암만은 조기진단과 치료가 힘들고 이로 인해 재벌들의 폐암 사망 비율이 일반인들보다 높다. 재벌회장도 유명연예인도 흡연이 90% 원인인 폐암으로부터 자유로울 수는 없다. 흡연으로 인한 병은 재벌도, 가난한 사람도 예외를 두지 않는다.

흡연자들은 이처럼 담배가 나쁘다는 사실을 알면서도 왜 계속 흡연을 할까? 그것은 그들이 니코틴에 중독되었기 때문이다. 니코틴에 중독된 사람은 눈을 뜨자마자 담배를 찾는다. 밤새 공급되지 않은 니코틴을 구하는 것이다. 그래서 담배를 몇 시간 못 피우거나 하루라도 담배를 끊으면 흥분, 분노, 조급함, 안절부절못함, 집중력 저하, 불면, 식욕 증가, 불안, 우울 등과 같은 금단증상이 생긴다. 흡연자들은 담배를 피우는 가장 중요한 이유는 스트레스 때문이라고 말하지만 이는 흡연자들의 착각일 뿐, 실제로는 금단증상이 발생한 것을 스트레스로 생각하는 것이다. 따라서 흡연을 하면 금단증상이 일시적으로 호전되는데 이를 스트레스가 해소되는 것으로 착각하는 것이다. 흡연자가 스트레스가 높기는 하다. 하지만 그 이유는 니코틴 금단증상을 자주 경험하기 때문이다. 결국 흡연자의 스트레스도 담배를 끊어야 줄어든다.

담배회사는 담배를 만들 때 그 향과 맛만 좋게 한 것이 아니다. 니코틴이 빨리 흡수되어 더 빨리 중독이 되도록 만들었다. 담배 포장도 멋지게 만들어 청소년과 여성의 눈길을 가도록 하고 있고, 24시간 편의점의 광고를 독점하여 끊임없이 광고를 하고 있다. 우리나라는 비흡연자, 특히 어린이와 여성을 보호하는 공공장소 및 실내 절대금연이나 태국, 말레이시아, 대만도 실시하는 담뱃갑 흡연 경고 사진 등 획기적인 비가격정책은 아직도 국회에서 논의조차 하지 않고 있다. 담뱃값을 인상하는 것은 가장 효과적인 금연정책이며 특히 청소년과 저소득층의 금연율을 획기적으로 올릴 수 있는 정책이다.

이것은 우리 국회가 비준한 FCTC(담배규제국제협약)에 나와 있으며 모든 금연 전문가들이 동의하는 것이다. 그럼에도 불구하고 정부는 2004년 이후 담뱃값을 올리지 못하고 있다. 나는 오래전부터 금연경고그림을 도입하고 담뱃값을 인상해서 흡연율을 낮춰야 한다고 주장해왔다. 아울러 의사에게 금연상담을 받고 금연보

조제를 처방받아서 약국에서 구입하는 것을 다른 약과 같이 보험 급여를 해달라고 요청해왔다. 하지만 우리나라의 금연 정책은 필자를 비롯한 많은 금연 전문가들의 의견을 무시해왔고 이미 선진국뿐만 아니라 태국, 말레이시아, 우루과이, 브라질에서도 실시하는 것을 못하고 있는 수준이다. 이 때문에 그동안 흡연자가 줄다가 2007년 이후에는 흡연자가 느는 세계적으로 보기 힘든 기현상이 나타나고 있다. 청소년들의 담배에 대한 물리적, 경제적 접근을 막고, 젊은 여성들을 유혹하는 담배회사의 선전을 금지하고, 성인들이 니코틴 중독에서 벗어나도록 돕는 정책이 정체되고 획기적인 정책이 한 가지도 시행되지 못하고 있기 때문에 일어난 현상이다.

나쁜 것은 빨리 끊을수록 좋다. 개인적인 차원에서 금연하는 것이 힘들지만 마음만 먹으면 못할 것은 없다. 금연이 힘들면 전국 250여 개 보건소 금연클리닉을 무료로 이용할 수 있다. 금연상담전화(1544-9030)도 원하는 시간에 전문가가 전화로 상담해주는 프로그램이다. 바쁜 금연 시도자를 돕는 프로그램이다. 그래도 힘들면 의사의 처방을 받아서 먹는 금연 약을 먹으면서 시도하면 금연 성공률이 올라간다. 금단증상을 획기적으로 줄이는 '부프로피온'과 '바리니클린'이라는 약은 보건소 금연클리닉에서는 주지 않는다. 모두 비보험이라 한 달에 10만 원 가량의 비용이 드는 것이 문제이지만 앞으로 담뱃값 아낄 것을 생각하라. 그동안 니코틴보조제만으로 금연에 실패했다면 꼭 필요한 약이다. 의사와 상담하고 처방을 받아서 약국에서 사서 복용하면 금연 성공률이 2배 내지 3배 올라간다.

금연, 더 이상 늦추지 말자. 빨리 시작할수록 이득이다. 담배, 허용되었지만 이제부터는 자신에게 흡연을 금지한다고 선언하자. 그동안 고마웠지만 이제는 영원히 헤어지자고 강력하게 선언하자!

행복한 건강여행 15

담배씨,
우리 그만
헤어지자!

담배는 쉽게 끊지 못한다. 오죽하면 "담배 끊은 독한 놈과 상종하지 마라"는 말까지 있을까. 최근에야 "담배도 못 끊는 의지박약한 자와는 함께 일을 도모하지 마라"는 반대말도 있지만 여전히 흡연자 중 매년 5% 정도가 금연을 시도하지만 성공률은 3%, 나머지 97%는 모두 실패할 정도로 금연의 벽은 그야말로 철옹성이다.

암을 일으키고 나이보다 빨리 늙어 보이게 하고, 폐질환과 심뇌혈관질환의 주범인 줄 알면서도, 그 모든 사실을 대부분 알고 있으면서도 절대 끊지 못한다. 그만큼 니코틴은 마약 같은 중독증상을 가지고 있다. 아니, 사실 니코틴의 마약성은 모르핀이나 히로

뽕, LSD보다는 낮지만 코카인, 마리화나보다는 훨씬 높다.

금연이 쉽지 않다. 특히 아래 니코틴 중독 테스트에서 4점 이상을 받은 분들은 혼자서 끊는 것이 쉽지 않다. 니코틴 의존 정도를 평가하는 설문지는 세계적으로 쓰이는 방법이다. 흡연자라면 스스로, 아니면 주변 흡연자에게 테스트해보자.

파거스트롬-니코틴 의존도 설문지

1. 아침에 일어나서 얼마 만에 첫 담배를 피우십니까?
   - (3) 5분 이내
   - (2) 6~30분 사이
   - (1) 31~60분 사이
   - (0) 60분 이후

2. 지하철, 버스, 병원, 영화관 등과 같은 금연구역에서 흡연 욕구를 참는 것이 어렵습니까?
   - (1) 예
   - (0) 아니오

3. 가장 포기하기 싫은 담배, 다시 말해 가장 좋아하는 담배는 어떤 것입니까?
   - (1) 아침의 첫 담배
   - (0) 그 외의 담배

4. 하루에 담배를 몇 개비나 피우십니까?
   - (0) 10개비 이하
   - (1) 11~20개비
   - (2) 21~30개비
   - (3) 31개비 이상

5. 깨어나서 오전 중에 피우는 흡연량이 하루의 다른 때보다 더 많습니까?

(1) 예 (0) 아니오

6. 아파서 거의 하루 종일 누워 있거나, 감기나 독감에 걸려 호흡이 곤란할 때에도 담배를 피우십니까?

(1) 예 (0) 아니오

( )의 숫자를 모두 더한 것이 니코틴 의존도 점수이다. 10점 만점인데 아래와 같이 해석한다.

0~3점

니코틴 의존도가 낮은 편이다. 담배를 끊겠다는 의지만 있다면 니코틴 대체요법의 도움 없이 당장이라도 어렵지 않게 담배를 끊을 수 있다.

4~6점

니코틴 의존도가 높은 편이다. 적절한 금연법을 배우지 않고는 담배를 끊기가 어렵다. 니코틴 대체제나 약물요법이 도움이 된다.

7점 이상

니코틴 의존도가 매우 높다. 담배를 끊겠다는 의지가 중요하지만 당장 금연을 시도한다면 니코틴 금단증상에 시달릴 가능성이 높다. 따라서 니코틴 대체요법 등 금연약물요법이 꼭 필요하다.

금연이 쉽지 않지만 하겠다는 마음만 있다면 불가능한 일이 아니다. 청소년이나 여성의 경우에는 니코틴 중독이 심하지 않은 흡연자들이 대부분이다. 사실 이들은 금연하려고 마음만 먹으면 금연이 쉽다. 문제는 마음먹기가 어렵다는 것이다. 일단 니코틴 중독이 되면 담배를 대신할 수 있는 것이 없다. 오직 '이' 담배를 대신하는 것은 '저' 담배뿐이다. 따라서 관심 자체가 바뀌어야 한다. 예를 들면 스포츠나 다른 취미생활로 관심을 돌리고, 피부 노화를 촉진하고 뱃살 나오게 한다는 정확한 정보를 알고 그 충격을 늘 상기하면서 담배를 멀리하려고 하면 된다. 이렇게 생각만 바꿔도 니코틴 금단증상이 심하지 않기 때문에 성공확률이 높다.

하지만 성인 남성이나 니코틴 중독이 심한 청소년, 여성이라면 의지만으로 금연에 성공하기 어렵다. 그럴 땐 전문가의 도움을 받는 편이 낫다. 전국 250개 보건소 금연클리닉에서는 상담과 니코틴 패치를 무료로 제공한다. 시간이 없다면 1544-9030 금연상담전화에서 무료로 상담을 받을 수 있다. 금연에 실패했지만 이번에는 꼭 끊고 싶다면 의사와 상담하고 약을 처방받아서 복용하는 것도 좋다. 이런 약물요법이 니코틴 패치나 껌보다 성공률이 높다. 99.9%의 금연 도전자들은 여기까지 가 볼 생각을 하지 않고 흐지부지하고 만다. 그래도 실패한 사람이라면 필자와 같은 금연클리닉 의사를 만나면 도움이 된다. 금연클리닉은 금연을 집중 상담

받을 수 있는 진료소일 뿐 일반 진료와 크게 다르지 않으니 불편하게 생각할 필요는 없다. 흡연자에 대한 개별 상담과 니코틴 중독 평가, 호기 일산화탄소 측정을 통해 흡연자와 충분히 상담하고 금연보조제를 처방해서 성공률을 더 높이는 클리닉일 뿐이다.

현재 세계적으로 입증된 금연의 약물요법은 니코틴 대체제(니코틴 패치, 니코틴 껌, 니코틴 사탕), 부프로피온, 바레니클린이다. 니코틴 대체제의 1년 금연 성공률은 10% 내외, 부프로피온은 15% 내외, 바레니클린은 25% 내외이다. 약의 부작용으로 흔한 것은 니코틴 패치는 붙이는 자리에 접촉성 피부염이 생기는 것이고, 부프로피온은 식욕 억제, 수면 장애가 문제가 될 수 있다. 바레니클린의 가장 흔한 부작용은 메스꺼움이며, 이 외에도 식욕 장애, 꿈 이상, 우울 증상 등이 생길 수 있다. 하지만 이런 부작용 때문에 약을 계속 쓸 수 없거나 금연에 실패하는 경우는 드물다. 의사와 정기적으로 상담하면서 약물요법을 적용하면 성공률은 무려 50%를 넘는다. 금연은 쉽지 않지만 이렇게 2~3회 시도하면 대부분 금연에 성공한다. 문제는 '그렇게까지 호들갑을 떨어가면서 꼭 끊어야 하나?' 하는 마음의 문제로 애초에 유난스럽다면서 금연 시도조차 하지 않는다는 것이다.

금연은 어렵다. 하지만 반대로 누구나 가능하다. 흡연자 중 30%는 자신의 삶에 담배가 없다는 것을 상상하지 못한다. 금연 얘기가 나오면 피하려고 하고 강력하게 권고하면 언젠가 끊겠다고 어정쩡하게 말한다. 하지만 일단 금연 프로그램을 시작하는 것이 어렵지 시작하면 어렵게라도 분명 금연에 성공할 수 있다. 금단증상을 심하게 겪는 첫 한 달이 관건이다. 한 달만 잘 이겨내면 금연 성공은 멀지 않다.

금연자들이 저지르는 착각 중의 하나가 금연을 시도한 후 한두 번 담배를 다시 핀다고 해서 '아! 빌어먹을, 실패다!' '내가 무슨 금연을 한다고……' '나에게 금연은 불가능하다'라고 생각하는 것인데 그럴 필요가 전혀 없다는 사실이다. 그건 단지 실수일 뿐이다. 실수를 인정하고 다시 금연을 결심하면 된다. 이런 경우 먹는 금연약이 도움이 된다. 주변 사람들과 내기를 해도 좋다. "이번에 금연에 실패하면 점심 내겠다"고 하라. 아니면 동료흡연자들과 돈을 걸고 약속을 해봐라. 예를 들어 흡연자 5명이 모여 금연을 시작하고 10만 원씩 낸다. 이를 6개월 후 금연에 성공한 사람끼리 나누어 갖는 것이다. 이런 재미를 더한 방법으로 금연을 시도하는 것은 좋은 금연법이다.

금연은 자신뿐만 아니라 가족과 주변 사람에 대한 배려이고 사랑이다. 더 이상 끌지 말고 주변의 도움을 받을 수 있다면 최대한 도움을 받아 한 번 작심하고 해 보자.

행복한 건강여행 16

정말 좋은!
지방과
콜레스테롤 이야기

인간은 생명을 유지하고 활동하는 데 필요한 에너지를 음식에서 얻는다. 인간에게 에너지를 줄 수 있는 음식은 4가지 종류뿐인데 바로 탄수화물, 단백질, 지방, 그리고 술(酒)이다. 이 중 단위 그램당 칼로리가 지방이 가장 높고 그다음이 술이다. 지방은 같은 양이면 탄수화물과 단백질의 2배가 넘는 칼로리를 제공한다. 그러므로 기름진 음식일수록 칼로리가 높고 살이 찐다. 하지만 음식에 들어 있는 지방은 꼭 필요하다. 지방은 에너지원일 뿐만 아니라 세포막, 혈관벽, 호르몬의 원료가 되는 콜레스테롤이 들어 있고, 지용성 비타민을 흡수하게 하는 역할을 하므로 필수 영양소이며, 매일 필요하다. 오해하지 마시라. 지방은 고기나 기름, 견과류에만 있는 것이 아니고 일반적인 음식에도 들어 있다. 예를 들어 과거 우리나라 사람들이 주로 쌀밥을 먹었고 단백질이나 지방 섭취가 매우 적었다. 이때는 필요한 지방을 어떻게 공급할 수 있었을까? 정답은 현미와 잡곡에 들어 있는 식물성 지방이 주요 지방 공급원이었다는 사실. 아울러 참기름, 들기름과 같은 소소한 지방이 매우 중요한 역할을 했다. 콜레스테롤과 중성지방이 우리가 먹는 것만으로는 부족하다고 판단하면 우리 몸의 간에서 수고스럽게도 직접 만든다. 간은 우리 몸에 필요한 콜레스테롤과 중성지방의 90% 이상을 만들 수 있다. 따라서 외부에서 지방 공급이 없더라도 탄수화물만 공급이 되면 몇 달간은 기본적인 영양 상태를 유지할 수 있다. 그래서 오히려 문제는 지방 공급의 과다인 셈이다.

현대의 영양학자들과 장수학자들이 말하는 가장 이상적인 식단은 우리의 전통적인 음식을 기본으로 하되 단백질과 칼슘의 섭취를 조금만 늘리는 것이다. 그런데 전체 칼로리 섭취와 특히, 지방이 과도하게 늘어난 식사를 하는 현대인들은 각종 성인병에 시달릴 수밖에 없다. 생활환경과 습관이 바뀌면 병도 변한다고 했다. 우리나라 사람들의 병도 서양 사람들을 닮아가고 있으니 가장 특징적인 변화는 서양 사람들이 많이 앓는 암과 동맥경화로 인한 심장병과 뇌중풍이 늘고 있는 것이다. 동맥경화는 한마디로 혈관 벽이 두꺼워지고 탄력성을 잃게 되어 혈액이 다니는 통로인 혈관이 좁아지는 병이다. 이렇게 되면 몸의 중요한 기관들이 혈액을 통한 영양과 산소를 잘 공급받지 못하게 되고 혈관이 더 좁아지거나 막혀버리게 되면 그 기관은 기능을 잃어버리게 된다. 특히 뇌, 심장의 동맥에 동맥경화가 생기면 생명을 위협하는데 뇌중풍, 협심증, 심근경색증이 바로 그것이다.

동맥경화의 4대 원인은 고혈압, 당뇨병, 고지혈증, 그리고 흡연이다. 이 중 우리나라 사람들은 식생활의 서구화 등으로 콜레스테롤 평균 수치가 10년마다 10mg/dl씩 높아지고 있는 것으로 조사되고 있다. 콜레스테롤 수치가 1mg/dl 올라갈 때마다 심장병의 발생위험이 최대 2~3%까지 증가하므로 갈수록 심혈관질환이 늘고 있다. 동맥경화를 촉진하는 음식 중에는 포화지방산이란 것이 있다. 참고로 동물성 지방은 모두 포화지방산이다. 식물성 지방도 마가린처럼 만들면 포화지방산이 된다. 여기에 열을 가하면 트렌스지방산으로 변하는데 이 트렌스지방이야말로 가장 나쁜 지방이다. 트렌스지방은 자연에서는 존재하지 않는 지방산이고 가공식품이나 열을 가할 때만 생기는 지방이다. 따라서 가공식품을 많이 먹을수록, 육류를 많이 섭취할수록 나쁜 지방을 잔뜩 먹게 되는 셈이다. 트렌스지방은 나쁜 지방이므로 이것이 든 음식을 가능한 피해야 하며, 포화지방산도 어느 수준을 넘는 것은 동맥경화를 촉진하므로 동물성 지방을 먹더라고 전체 지방의 50%를 넘지 않도록 적게 먹어야 한다.

 동맥경화는 한 번 생기면 계속 진행하고 다시 정상으로 되돌아 갈 수 없다. 우리나라 사람들도 서양 사람들처럼 협심증, 심근경색증, 뇌경색을 앓는 사람이 늘어나면서 동맥경화의 위험성이 많이 알려지기는 했다. 그리고 동맥경화와 콜레스테롤과의 관련성이 강조되다보니 콜레스테롤에 대해 공포감도 커졌다. 그래서 콜레스테롤이 많이 들어 있다고 계란을 안 먹는다든지, 고기의 지방은 다 제거하고 먹는 사람들이 부쩍 많아졌다.

 하지만 과연 콜레스테롤이 무조건 나쁜 지방일까? 콜레스테롤은 우리 몸에서 호르몬과 혈관 벽을 만드는 데 없어서는 안 될 필수적인 영양소다. 콜레스테롤은 우리 몸에서 만들어지기도 하고 또 외부 음식으로 들어오기도 하는데 어떤 이유이건 콜레스테롤이 너무 낮으면 뇌혈관이 약해져 뇌출혈의 빈도가 높아진다는 일본과 우리나라의 연구 결과도 있다. 또 콜레스테롤은 어린이에게 신경계가 분화 발달하는 데 필수적인 영양소다. 이런 이유로 어린이나 성인이나 노인 누구나 콜레스테롤을 적당히 섭취할 필요가 있다. 콜레스테롤 수치가 높아서 콜레스테롤 섭취를 줄일 필요가 있는 사람도 있다. 하지만 그럴 이유가 없는 사람조차 콜레스테롤이 들어 있는 음식을 피하는 것은 잘못 알려진 건강상식이요, 현명하지 못한 식사습관이다. 콜레스테롤은 꼭 필요한 영양소이므로 누구나 적당히 섭취해야 한다. 보통 사람들에게 적당한 콜레스테롤 섭취는 건강에 도움이 된다. 따라서 콜레스테롤이 낮을수록 좋다는 것은 잘못 알려진 건강상식이다. 문제는 콜레스테롤이 너무 높아지거나 나쁜 콜레스테롤인 저밀도 콜레스테롤이 높아지고, 반대로 동맥경화를 예방하는 고밀도 콜레스테롤은 낮아지는 것이다. 이런 위험성이 있는 사람만 콜레스테롤을 경계하면 된다. 정확히는 나쁜 콜레스테롤은 줄이고 좋은 콜레스테롤은 늘리는 것이다. 이를 위해서는 우선 자신의 상태가 어떤지 알아보는 것부터 시작해야 한다.

 자신의 콜레스테롤 수치가 적당한지 여부를 알 수 있는 피검사는 초등학교 때부터 5년마다 실시하는 것이 좋다. 가족 중 한 사람의 콜레스테롤 수치가 높으면 나머지 가족도 검사를 받아야 한다. 왜냐하면 콜레스테롤은 유전적인 경향과 가족연관성이 크기 때문이다. 콜레스테롤은 외부에서 음식으로 섭취하는 양보다 간에서 만들어지는 양이 더 많은데 이는 유전적인 요인과 결부된다. 더구나 가족은 서로 먹는 취향이 비슷하기 때문에 콜레스테롤 섭취량도 비슷할 가능성이 매우 높다. 따라서 가족 중 한 사람이라도 나쁜 콜레스테롤 수치가 높게 나오면 다른 가족도 반드시 검사를 해야 한다.
 우리나라는 40세 이후 2년마다 제공하는 국민건강보험공단 검진에서 이 검사도 제공하고 있다. 의학적으로는 5년마다 받아도 되는 것을 2년마다 해주고 있다. 아무튼 건강검진만 잘 받아도 좋은 콜레스테롤치와 나쁜 콜레스테롤치를 정확히 알 수 있다.

우리 몸 핏속의 콜레스테롤 정상범위는 140~200mg/dl이지만 더 중요한 것은 저밀도 지단백 콜레스테롤(LDL-콜레스테롤)이다. 이 LDL-콜레스테롤 수치가 높을수록 동맥경화의 위험이 높아진다. 저밀도 지단백 콜레스테롤이 높은 이유는 유전적인 이유, 즉 집안 내력인 경우가 가장 흔하고, 그다음으로 콜레스테롤을 과도하게 섭취한다든지, 복부 비만이 심하다든지, 운동 부족 등의 원인이 있다.

이에 반해, 고밀도 지단백 콜레스테롤(HDL-콜레스테롤)은 높을수록 혈관 내 콜레스테롤 대사를 활발하게 시켜주기 때문에 동맥경화를 예방한다. 이 좋은 고밀도 지단백 콜레스테롤도 유전적으로 결정되는 것이 가장 크지만 인위적으로 높일 수 있는 방법은 단 두 가지이다. 바로 운동과 술이다. 운동을 규칙적으로 하고, 술을 매일 조금씩 마시면 고밀도 지단백 콜레스테롤이 올라간다. 하지만 술을 너무 많이 마시면 중성지방이 올라가면서 동맥경화가 촉진되므로 역효과다. 그러므로 술을 적당히 마시는 것이 좋은데 이 적당하다는 음주량이 하루 3잔 이하이다. 그러니 이 정도는 시작에 불과한 술꾼들에겐 동맥경화가 많다.

뿐만 아니라 술로 인한 간질환, 고혈압, 당뇨병, 뇌질환, 치매, 발기부전 등 온갖 병들이 따라온다. 결국 술은 적당하면 약이지만 지나치면 독이라는 말이 하나 틀림이 없다.

만약 평소 건강문제가 없는데 건강진단에 나온 콜레스테롤 검사 수치가 총 콜레스테롤 200mg/dl 미만, LDL 콜레스테롤 160mg/dl 미만, HDL 콜레스테롤 60mg/dl 이상이면 가장 이상적이다. 혹시 관상동맥질환을 이미 앓고 있거나 당뇨병이 있거나 흡연, 고혈압, 고지혈증, 가족력 등의 위험인자가 3개 이상이라면 LDL 콜레스테롤을 100mg/dl 미만으로 유지해야 한다. 보통은 이렇게 낮은 경우가 많지 않으므로 이런 사람들은 약을 복용해야 하는 경우가 많다. 이처럼 콜레스테롤은 위험요인에 따라 목표치가 달라진다.

총 콜레스테롤치, 중성지방치, 그리고 LDL-콜레스테롤치 세 가지 모두 정상이어야 동맥경화가 생기지 않는다. 혹시 콜레스테롤치가 높다고 판정받았다면 달걀노른자, 새우, 버터, 치즈, 전지분유, 아이스크림, 알탕 등 콜레스테롤이 많은 음식은 최소한으로 먹는 것이 좋다. 인터넷에는 음식은 별 문제가 안 되고 또 새우는 껍질을 같이 먹으면 문제가 없다느니, 오징어와 같은 해산물은 괜찮다느니 이런저런 말들이 많지만 분명한 것은 콜레스테롤치가 정상인 사람도 하루 콜레스테롤 섭취를 300mg를 넘지 않는 것이 좋다는 사실이다. 계란 한 개에 콜레스테롤 270mg이 들어있으므로 보통 하루 한 개만 먹는 것이 좋다. 특히 자라나는 아이들은 매일 계란 한 개 정도의 콜레스테롤은 섭취하는 것이 필요하다.

콜레스테롤치가 높은 사람은 저콜레스테롤 식사요법을 권한다. 즉 육류는 대체하여 주로 생선을 먹을 것으로 권한다. 닭을 먹을 때는 껍질을 벗기고 흰 살만 먹는 것이 좋다. 아울러 고기를 먹을 때 지방을 최대한 떼어낸 살코기만 먹도록 권한다. 빵은 괜찮지만 피자, 케이크는 피하고, 초콜릿이나 튀긴 음식도 피하는 것이 좋다. 대신 야채와 과일을 매 끼니 먹는 것이 좋다. 야자와 코코넛 같은 열대성 식물기름은 포화지방 함유량이 높다. 경화 마가린도 원재료는 식물성 기름이지만 가공해서 포화지방산으로 변한 것이라 안 먹는 것이 좋다. 기름을 사용할 때는 올리브유나 포도씨유 등 식물성 기름이 좋다. 만약 유전적으로 나쁜 콜레스테롤치가 기준을 넘거나 저밀도 지단백 콜레스테롤치가 기준치 이사일 때는 우선 식사요법을 적극적으로 해야 한다. 총 콜레스테롤이 높아도 치료받아야 하고, 총 콜레스테롤은 정상이더라도 저밀도 지단백 콜레스테롤이 높으면 치료받아야 한다. 식사요법만으로 몇 달 내 목표하는 수준까지 도달하지 못하면 결국은 약물요법을 같이 해야 한다.

콜레스테롤을 낮추는 약물에 대한 연구는 많이 진행되어 비교적 안전하게 평생 고지혈증을 치료할 수 있다. 특히 고지혈증을 치료하는 대표적인 약물인 스타틴 계열의 약은 거의 부작용이 없는 약이다. 이 스타틴 계열 약은 나쁜 콜레스테롤을 40%까지 낮추기 때문에 동맥경화의 진행을 막는다. 만약 고지혈증이 식사요법만으로 해결이 되지 않을 때는 매일 약을 복용하고 피검사를 통해서 적절하게 조절되는지를 확인하는 것이 동맥경화로 인한 심장병과 뇌중풍을 예방하는 길이다. 아울러 기름이 많은 음식이건 밥이나 빵이건 술이건 과도하게 먹으면 결국 남는 에너지는 모두 지방으로 바뀐다는 사실을 기억하라.

행복한 건강여행 17

커피는
항암식품!

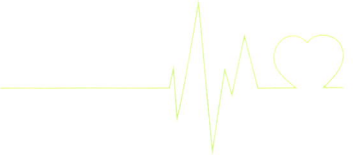

왜 사람들은 커피나 차를 마실까? 문화적인 영향 때문이다. 시대에 따라 식후에, 얘기를 나눌 때, 혼자 여유를 누릴 때 등 무엇을 마시냐는 문화이고 유행이다. 현대는 녹차나 커피가 대세다. 외국에 나가도 주문하는 종업원이 대개 "Coffee? or Tea?" 하고 묻는다.

커피나 차를 자주 마시는 또 하나의 이유는 카페인 중독 때문이다. 카페인은 약간의 중독성이 있다. 중독성이 있다는 얘기는 마실 때 좋지만 마시지 않으면 안 좋다는 얘기다. 즉, 금단증상이 생겨서 마시도록 만든다. 다행히도 카페인은 술처럼 적당히 마시면 몸에 좋고 많이 마셔도 그리 부작용이 없다. 중독성이 약하다. 식품에도 카페인이 많다. 카페인이 들어가 있는 대표적인 식품들은 커피나 녹차, 카카오, 코코아 등이다. 이 외에도 콜라, 박카스, 아이스크림, 우유, 과자, 빵 등에도 회사 제품에 따라 들어 있다. 그러므로 카페인은 어른들만 먹게 되는 것이 아니라 아이들과 청소년들도 좋아하는 음식에 널리 들어 있다는 것을 알 수 있다. 커피 한 잔에 들어 있는 카페인 양은 약 30~70mg 정도인데 이 정도면 고등학생에게도 문제는 되지 않는다. 다만 일부러 권할 이유는 없다. 평소 자주 커피나 초콜릿을 먹던 학생이면 한두 잔을 넘지 말라고 권하고 싶고, 혹시 평소에 커피나 초콜릿을 먹으면 가슴이 뛰고 집중이 안 되거나 흥분되거나 다리 경련이 생기거나 부작용을 경험한 적이 있다면 먹지 않는 것이 좋다. 더구나 시험을 앞두고 이런 일을 처음 시도해볼 이유도 없을 것이다. 임신한 여성도 하루 2~3잔 정도의 커피는 문제가 되지 않는다. 다행히도 적은 양의 카페인은 청소년, 임신부, 수유부 등 위험할 것 같은 사람들에게도 해롭지는 않다. 카페인 치사량은 10그램인데 이는 한꺼번에 커피 100잔을 마시는 양이다.

카페인의 효과 중에 이로운 것은 통증을 덜 느끼도록 하는 것이다. 이 때문에 현재 진통제에 많이 섞여서 쓰이고 있다. 예를 들어 진통제로 가장 많이 쓰이는 아세타미노펜과 섞어서 진통제나 감기약으로 쓰이고, 편두통약 중 에르고타민(ergotamine)이라는 약과 섞어서 오랫동안 써왔던 편두통약이 되었다. 이런 약들은 일반의 약품이나 자유판매약(OTC: 의사의 처방이나 약사의 지도 없이도 약국이나 슈퍼에서도 살 수 있는 약)으로 판매되고 있다.

또 커피를 마시는 사람들이 커피를 마시지 않는 사람보다 다른 조건이 같다면 30% 정도 당뇨병 발생률이 낮다. 커피 성분 중 카페인을 비롯한 페놀류나 메틸산틴 성분이 인슐린이 근육세포에 작용할 때 혈액 속의 포도당이 근육세포로 들어가서 이용되는 것을 돕는다. 즉 커피를 마시면 몸의 인슐린 요구량을 줄이고 간에서 당이 만들어져 혈당을 높이는 것을 예방하는 효과가 있다. 커피가 당뇨병 예방에 도움이 되는 이유다. 단, 설탕과 크림을 빼고, 블랙으로 마셔야 한다. 설탕, 크림을 같이 넣어서 하루 세 잔을 마시는 사람은 두세 달이면 지방 1kg이 늘 수 있다. 믹스커피 한 잔의 여유를 갖는 일이 잦아질수록 설탕과 크림 성분이 흡수되어 당과 지방을 공급하기 때문이다.

처음부터 쓴 커피를 설탕이나 크림 없이 마시는 것이 쉽지 않을 것이다. 설탕의 당분은 뇌의 전두엽에 있는 쾌락중추를 자극하기 때문에 설탕도 심리적인 중독을 일으킨다. 피곤할 때, 졸릴 때, 우울할 때 카페인의 자극과 함께 설탕의 자극이 들어와야 만족하는 것이다. 그래서 많은 사람들이 믹스커피를 즐기고 있다. 믹스커피는 외국에는 없는 한국 고유의 브랜드라고 자랑한다. 하지만 그 대가가 너무 크다. 설탕은 조금씩 줄이고 크림 대신 우유를 넣고 마시는 것을 권하고 싶다. 이렇게 마시는 커피는 몸에 이롭다.

나는 오래 전부터 믹스커피나 정제된 카페인이 들어 있는 커피보다 좋은 원두로 보름 이내 로스팅된 신선한 원두를 갈아서 내린 커피가 몸에 좋다는 것을 환자들이나 주변 지인들에게 강조해 왔다. 매일 아침 커피 원두를 갈고 드립으로 내려서 네 잔의 원두커피를 만든다. 그중 두 잔은 아내의 보온병에 들어가고, 두 잔은 내 보온병에 담는다. 나와 아내만 원두커피를 마시는 것이 아니라 내 주위 병원 직원들과 대학원 학생 등에게도 원두커피를 마셔보라고 권하고 있다. 차를 마시는 것은 잠깐 쉬면서 분위기를 부드럽게 하고 그다음 작업에 효율성을 높인다. 아내는 매주 100잔이 넘는 원두커피를 내려서 주위 사람들과 함께 마시는 나의 극성을 이제는 못 말리고 있다. 그동안 이런 나의 행동에 영향을 받은 것인지 다른 사람들도 원두커피 맛의 좋은 것을 알게 되었는지 이런 커피를 마시는 인구는 많이 늘어났다.

믹스커피가 아닌 순수한 커피인 드립이나 에스프레소 형태로 만든 커피에 익숙해지면 향기도 좋고 폴리페놀 성분이 많이 들어 있는 커피를 마시기 때문에 더 기분이 좋아진다. 폴리페놀은 야채가 몸에 좋고 숲을 걷는 것이 몸에 좋은 이유의 핵심 역할을 하는 물질이다. 우리 몸에 있는 활성산소의 독성을 매우 빨리 해소하는 항산화물질이다. 폴리페놀은 그 종류가 수천 종을 넘을 정도로 다양한데 녹차에 든 카테킨, 포도주의 레스베라트롤, 사과, 양파의 쿼세틴, 과일의 플라보노이드, 콩에 많이 들어 있는 이소플라본 등이 대표적인 예이다. 폴리페놀이 몸에 풍부하게 많을수록 활성산소에 노출되어 손상되는 DNA를 보호하고 세포구성 단백질 및 효소 또한 보호하게 된다. 결국 폴리페놀은 암 발생과 노화의 핵심 이유인 DNA의 변화를 막기 때문에 암을 예방하고 동맥경화를 막는 역할을 한다. 반면에 폴리페놀 성분이 거의 없는 정제된 커피나 오래된 커피일수록 이런 이득이 없어진다.

카페인을 섭취하면 가슴이 떨린다든지, 잠이 안 온다든지, 설사가 나는 등의 부작용이 있을 수 있다. 이런 사람은 일부러 커피를 마실 이유는 없다. 하지만 사람에 따라서는 커피를 많이 마셔도 이런 부작용을 전혀 경험하지 않는 사람도 있다. 이런 차이는 뇌의 카페인 수용체의 차이 때문이다. 커피가 잠에 방해되는 사람이나 수면장애가 있는 사람은 오후 3시 이후에는 마시지 않는 것을 권한다. 카페인에 예민한 사람은 허브차나 다양한 전통차를 마시면 된다. 차를 마시면 수분 섭취도 되고 다양한 항산화제나 비타민 전구물질을 섭취하게 되므로 권하고 싶다.

보통 하루 5잔 이상의 과도한 커피, 즉 카페인으로 따지면 약 400~500mg 이상은 권하지 않는다. 보통 자주 먹는 것으로 카페인 양을 측정해보면, 원두커피 한 잔에 100~130mg, 커피믹스 1봉에 60mg, 녹차 한 잔 15mg, 초콜릿은 개당 적게는 20mg 많게는 150mg이 들어 있다. 어린이는 초콜릿을 먹지 않는 것이 좋고, 임신부나 수유부도 커피 세 잔에 해당되는 카페인을 넘지 않는 것을 권한다. 단, 설탕과 크림을 넣은 커피는 피하라. 커피에 예민한 사람은 오후 3시 이후 커피를 피하라.

내가 이런 글을 쓴다고 해서 커피를 마시지 않거나 녹차 등 다른 차를 마시는 것보다 커피가 우월하다고 주장하는 것은 아니다. 설탕 섭취를 줄이고 크림도 피하고 순순한 커피를 즐기라는 뜻이다. 각자 나름대로 커피나 차를 마시든 안 마시든 그 선택은 본인의 습관과 체질에 따라 결정할 일이다. 다만 이제 믹스커피의 해로움을 알았으니 가능하면 줄이다가 끊고 순수한 물, 보리차, 녹차 등 다양한 차, 그리고 커피로 몸에 수분도 공급하고 폴리페놀 성분도 많이 섭취하라고 권하는 것이다.

행복한 건강여행 18

술 마시는 사람이
더 건강하다?

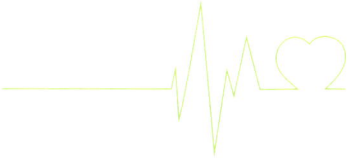

초등학교 3학년 사자성어 문제로 나온 것이다.

"다음 중 술에 취하여 거리에서 큰 소리를 지르거나 노래를 부르는 짓을 뜻하는 사자성어는 무엇일까요?"
답: (* * *)가

(　　) 넣기에 어떤 학생이 답을 '(아빠인)가'라고 적었다. 진짜 정답인 '(고성방)가'는 생각나지 않았지만 아빠의 취중행동은 아이의 기억장치에 확고하게 자리 잡고 있었던 셈이다. 웃어넘기기에는

참 씁쓸한 유머다.

 탈무드에는 저 유명한 술 이야기가 나온다. 이 세상에 최초로 태어난 인간이 포도나무를 심고 있을 때 악마가 찾아와 무얼 하고 있느냐고 물었다. 인간이 대답하길, "멋진 식물을 심고 있지"라고 했다. 그러자 악마는 자기도 그 일을 하게 해달라고 부탁했고, 양과 사자와 원숭이와 돼지를 끌고 와서는 그것들을 죽여 그 피를 거름으로 부었다. 포도주는 이렇게 해서 이 세상에 처음으로 생겨났다는 것이다. 그래서 처음 술을 마시기 시작할 때는 양처럼 온순하고, 조금 더 마시면 사자처럼 사나워지고, 조금 더 마시면 원숭이처럼 춤추고 노래 부르며, 더 많이 마시면 돼지처럼 토하고 뒹굴며 추해지는데, 이는 술이 악마가 인간에게 준 선물이기 때문이라는 것이다.

 술은 선과 악 두 개의 얼굴을 갖고 있다. 뭐든 지나침은 오히려 모자람만 못하다는 과유불급의 진리를 따라서 그렇겠지만 술은 특히 적당히 마시면 약이고, 과도하면 독이다. 놀랍게도 다른 조건이 모두 같다면 술을 전혀 마시지 않는 사람보다 약간 마시는 사람이 훨씬 건강하다. 동맥경화, 당뇨병, 뇌중풍, 치매 모두 적당한 음주자에게서 적게 나타난다. 적당한 술은 고밀도 지단백 콜레스테롤이 올라가서 동맥경화와 치매를 예방하고 인슐린 작용을 도와서 당뇨병을 예방할 뿐만 아니라 인간의 감성을 풍부하게 만든다. 하지만 항상 문제는 '과도'하고 '상습적'인 음주에 있다.

정도를 넘어서는 음주는 성 능력을 급격히 감퇴시킬 뿐만 아니라 알코올 중독, 알코올성 간염, 간경화, 췌장염, 위장관 출혈, 간암, 위암, 식도암, 그리고 알코올성 치매와 같은 온갖 병을 일으킨다. 술은 인간관계를 파괴하고 사회적 활동에 지장을 주기 때문에 이혼, 실직, 빈곤, 사고의 주요 원인이기도 하다. 우리 주변에 술 때문에 건강 잃고 직장 잃고 가족 파탄 나는 경우를 얼마나 자주 보는가?

어떤 사람은 자신은 '술 체질'이기 때문에 소주 1~2병 정도의 술 때문에 건강이 나빠지지 않는다고 주장한다. 과연 술 체질이란 게 있을까? 이런 사람이 술을 분해하는 효소를 충분히 갖고 있어서 술을 많이 마실 수는 있지만, 그 말이 많이 마셔도 괜찮다는 소리는 결코 아니다. "술에는 장사가 없다"고 누구라도 술을 많이 마시면 판단이 흐려지고, 중추신경계에 해로운 작용으로 신경조절 능력을 떨어뜨리고, 의식을 흐리게 만들고 실수나 치명적인 사고를 유발한다. 사람마다 술에 대한 반응은 다르지만 마시는 술의 양이 늘어나면 누구나 비슷한 경과를 밟게 되어 위에 열거한 심각한 후유증으로 자신뿐만 아니라 가족의 행복을 망치는 결과를 초래한다. 자신을 '술 체질'이라고 합리화하고, "술이 스트레스 해소에 도움이 된다"는 등 술을 예찬하는 사람은 미안하지만 대개는 알코올 중독자이다.

술은 적당히 마시면 건강에 도움이 되지만 도가 지나치면 해롭다는 것을 모두가 아는데 왜 우리의 술 문화는 이럴까? 문화란 것이 하루아침에 생성되는 것도 아니기에 그리 빨리 없어지지도 않는다. 하지만 잘못된 문화는 함께 빨리 바꾸는 편이 바람직하다. 술을 안 마신다고 하면 억지로 권하지 않는 상관들도 늘고 있고 2, 3, 4차로 이어지는 물레방아 네버엔딩 술자리도 사라지고 있다. 눈치 보지 말고 술을 적당히 마시자. 술 잔 돌리지 말고 회식은 1차에서 끝내자. 억지로 술을 권하다가 문제가 되면 형사처벌 대상이 되는 시대다. 술을 적게 마시고 문화 체험이나 이야기로 회식 문화를 바꾸는 회사들도 늘고 있다. 술로 회포를 풀던 뒤풀이 모임보다는 건전한 이벤트나 레저모임, 봉사활동, 가족들과의 여행 등으로 바꾸는 일터가 많아지고 있는 것은 참 다행스러운 일이다. 가족이 같이, 혹은 동료들과 함께 문화경험을 하면서 적당한 술이 곁들여진다면 무슨 문제가 되겠는가? 술이 주인이 되거나 속칭 '술이 술을 마시는', 술에 휘둘리는 그런 사람이나 모임이어서는 안 될 것이다.

건강에 도움이 되는 음주량은 매일 먹더라도 남성은 3잔, 여성은 2잔까지이다. 고혈압이나 당뇨병을 갖고 있다면 조절이 되지 않을 때는 금주해야 하며, 잘 조절이 된다면 남성은 2잔까지, 여성은 1잔까지 마셔도 괜찮다. 술을 이렇게 마시면 마시지 않는 사람보다 술을 마시는 사람이 건강에 훨씬 좋다. 술이 사교적인 모임에서, 친구들과 어울려 스트레스를 풀 때, 연인과 달콤한 밀어를 나눌 때, 기분이 좋을 때 또 나쁠 때 좋은 촉매제요 친구 역할만 하는 것이 아니다. 술은 고밀도 지단백 콜레스테롤(HDL-cholesterol)을 높여 관상동맥질환의 발생률을 낮춘다. 적당한 음주는 치매 예방에도 도움이 되고 당뇨병 발생률도 낮춘다. 이런 효과는 고급스러운 와인에만 있는 것이 아니라 술의 종류와 상관없이 존재한다. 술을 적당히 마시면 과도하게 마시거나 전혀 마시지 않은 사람에 비해 주의력, 집중력, 기억력 등 정신기능 테스트에서 의외로 좋은 성적을 받는다. 성생활도 더 활발하다. 단, 적당히 마실 때이다. 매일 마시더라도 3잔을 넘지 않고 어쩌다 과음해도 소주 다섯 잔을 넘지 않는 사람에게만 주어진 특권이다. 적당한 것, 알맞은 것, 중용의 음주. 인생에서 참 필요한 지혜다.

행복한 건강여행 19

제발 부탁이니,
음주 7계명을
잊지 마시라

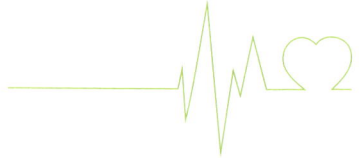

　술 많이 마시고도 그다음 날 아무렇지 않게 하는 약은 없을까? 금방 깨는 방법이 있을까? 술은 많이 마셔도 다음 날 아침 숙취를 느끼지 않고 빨리 깨는 방법을 찾는 모든 사람에게 말하는데 그런 약이 있었다면 아마도 그 제약회사는 지금의 빌 게이츠 정도의 부자가 되었을 것이다. 반대로 사람들은 모두 알코올 중독자가 되어 있을 것이다.
　술을 좋아하는 사람들에겐 안타까운 일이지만 결론적으로 그런 방법은 술을 적게 마시는 것밖에 없다. 숙취 해소에 좋다는 각종 음료나 건강식품, 그리고 여러 사람 입에 오르내리는 비방 중에서 근거 있는 것은 아무것도 없다. 술을 마실 때 안주를 많이 먹거나 술을 천천히 마시면 별 탈이 없다면서 비법인 양 말하지만, 실제로는 술의 흡수속도가 떨어져 취하는 속도가 떨어질 뿐이지 결국 흡수되는 술의 양은 똑같다. 거기다 안주도 적당히 먹어야지 삼겹살, 오징어, 땅콩, 해물 등과 같은 안주를 많이 먹으면 지방과 콜레스테롤, 그리고 소금을 많이 먹게 되어 오히려 건강에 좋지 않다.

그렇다면 회식자리나 연말에 술을 아예 안 마셔야 할까? 고민스러운 문제다. 술을 빼놓고 삶과 문화를 얘기하고 친구들 그리고 학교나 회사 동료들과 어울릴 수는 없지 않은가. 술은 이 모든 경우에 꼭 필요한 촉매제요, 윤활유요, 친구와 같은 역할을 한다. 문제는 항상 그 정도에 있고 결과는 꼭 과음으로 이어지는 것에 있다. 술은 적당히 마시면 심장병, 중풍의 발생률을 낮추고 치매 예방에도 도움이 된다고 의사들이나 학회의 보고가 유행가처럼 쏟아진다. 하지만 술의 적당한 양이란 것이 술을 좋아하는 사람들이 들으면 한숨이 절로 나올 정도로 실망스러운 내용이다.

적당한 술의 양은 하루에 맥주로는 1,000cc, 소주로는 2홉짜리 반 병 정도다. 어떤 사람은 "나는 소주 2병을 마셔도 끄떡없다. 우리 집안은 술을 많이 마셔도 장수했고 나도 체질적으로 술에 강한 사람이다"라고 자신한다. 생각을 해 보자. 세상에 '체질적으로 매에 강한 사람'이란 것이 존재할까? 아마도 체력이 좋다는 정도일 것이다. 이런 사람이 과연 매일 두들겨 맞아도 정말 괜찮을까? 술에 관해서 호언장담하는 사람은 술을 처리하는 효소를 충분히 갖고 있기는 하지만, 술을 처리하는 과정에서 생기는 '알데하이드'라는 물질은 뇌세포를 비롯한 우리 몸의 중요한 세포를 공격해서 단백질과 유전체를 변형시킨다. 이런 알데하이드의 영향을 계속 받기 때문에 술 때문에 생기는 알코올성 간염, 간경화, 췌장염, 위장관 출혈, 간암이나 위암, 식도암 등 각종 암과 치매, 발기부전이 잘 찾아온다.

편의점이나 약국에 가 보면 체내에 흡수된 술을 빨리 처리하도록 도와주는 여러 종류의 음료가 나와 있다. 이런 음료들이 술을 분해하는 효소를 갖고 있어서 의학적인 근거가 없는 것은 아니지만 그 효과는 그리 높지 않다는 것을 기억하기를 바란다. 이런 선전 음료를 너무 믿고서 술을 마시고 운전하거나 과음하면 안 된다는 소리다. 해독약 믿고 독사에 물리거나 쥐약 먹을 사람 있는가? 술은 적당히 마시면 약(藥)이요, 정도를 넘으면 독(毒)이다. 이 동서고금의 진리를 우리는 천 년이 넘는 세월 동안 제대로 실천하지 못하고 있다. 제발 부탁이니 아래의 음주 7계명을 잊지 말기를 바란다.

1. 하루 음주량은 남성은 3잔, 여성은 2잔까지이다. 이렇게만 마시면 술이 건강에도 도움이 된다. 하지만 이를 넘으면 술은 독이다. 혹시 간혹 피할 수 없는 경우에도 절대 6잔을 넘지는 마라.

2. 술자리에서 대화를 많이 하고 술을 천천히 마셔라. 그래야 최고 알코올 농도를 낮출 수 있고, 몸에서 술의 독성을 처리하는 작업이 일어난다. 아울러 알코올이 호흡을 통해 잘 배출되기에 대화를 충분히 하라.

3. 술 잔 돌리고 술을 취하도록 권하는 자리는 애초에 피하거나 거부하고, 담배를 피우지 않아도 간접흡연에서 벗어날 수 없는 공간에는 가지 않도록 하라.

4. 가능하면 술은 식사와 함께 하라. 술도 음식의 하나이며 코스일 뿐이다. 소위 깡소주라고 하는 개념의 술만 많이 마시는 것이 가장 나쁘다.

5. 과음 후에는 반드시 3일의 휴식기를 갖도록 한다. 간과 뇌가 받은 알코올의 충격을 회복하는 시간을 주어야 하기 때문이다. 따라서 과음 후 다음 날 해장술은 상사에게 박살나고 시말서 쓴 다음 날, 사표 쓰라는 통지 받는 충격과 같다고 생각해라.

6. 술을 자주 마신다면 연 2회 주기적으로 건강 체크를 받아라. 술로 인해 지방간이나 간 기능의 이상, 고혈압, 고지혈증 등 건강 문제가 있는지 체크해야 한다. 몰고 다니는 자동차보다 간을 소중하게 생각하라.

7. 술은 취해야 맛이라고 느낀다면 술 중독일 가능성이 높다. 더구나 필름

끊기는 일을 한 번이라도 경험했다면 반드시 의사와 상담하기를 권한다. 알코올 중독자의 가장 큰 특징은 자신은 괜찮다고 주장하면서 알코올 중독 가능성을 부정하는 일이다. 부끄러운 일이 아니라 문화인만이 가능한 행동이라고 생각해도 좋다.

행복한 건강여행 20

정기건강검진은
최고의
건강습관이다

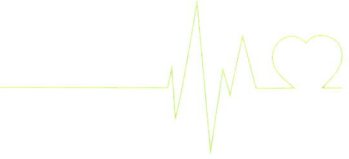

　　　　　　　나는 일주일에 두 번 우리 병원 종합검진센터에서 위내시경검사를 하고 비정기적으로 건강검진 후 상담을 하고 있다. 하루에 20명 넘게 내시경을 해야 할 때가 많아 힘이 들 때도 있지만 조기위암을 발견하거나 암이 되기 직전 단계의 위 점막 변화를 찾아내는 보람으로 힘든 것을 잊고 있다.

　해마다 위내시경검사를 받겠다는 사람이 늘고 있다. 바람직한 현상이다. 왜냐하면 위암을 조기진단하기 위해서는 위내시경을 받아야 하기 때문이다. 때로 텔레비전 드라마에서 위암을 진단받고 투병하다가 세상을 떠난 주인공이 화제가 되면 위내시경검사

예약은 몇 달 밀린다.

   위암을 비롯한 많은 암은 증상이 없는 초기에 발견하면 완치할 수 있지만 진행되어 증상을 느낀 후에 발견하면 완치하지 못하는 경우가 많다. 암의 위험성은 5년 생존율로 비교한다. 5년 생존율이 50% 이하이면 매우 심각한 상태인데 대부분의 암은 초기를 지나 진행된 상태에서 발견되면 5년 생존율이 30%를 넘지 못한다. 따라서 암은 예방이 우선이고 예방할 수 없는 경우에는 증상이 없는 초기에 발견해야 한다. 암을 초기에 발견하려면 증상과 관계없이 일정한 간격으로 적절한 검사를 받아야 한다. 수 년 전 정부와 학계가 공동으로 연구하여 어떤 검사를 어떤 간격으로 받으라는 지침이 나와 있다. 이 지침에 따르면 위암의 경우 특별한 위험 요인이 있는 경우에는 40세부터 1년에 한 번 위내시경검사나 위투시검사를 받고, 보통 위험이 없는 경우에는 2년마다 검사를 받으면 된다.

   정기적인 검사를 받아야 할 대상 질환 중 암으로는 위암 이외에도 간암, 대장암, 여성 자궁경부암, 유방암이 있고, 심각한 질환으로는 고혈압, 당뇨병, 고지혈증, 간질환, 폐결핵, 성병 등이 있다. 직장인들은 직장에서, 일반 국민들은 국민건강보험공단에서 정기적으로 건강진단을 받으라는 통보서를 받게 되는데 거기에는 위에서 열거한 대상 질환 중 일부가 포함되어 있다. 생명보험 등 여러 보험의 경우 가입할 때 건강진단을 의무화하기도 하는데 위에서 열거한 대상 질환을 모두 포함하지는 못한다.

현행 근로기준법에서 특수한 환경에서 일하는 노동자는 6개월마다, 일반 노동자의 경우 40세 이상은 매년, 40세 미만은 2년마다 건강검진을 받도록 정하고 있다. 현재 직장건강검진에서 의무적으로 시행해야 하는 검사 항목은 혈압측정, 의사의 진찰, 흉부 엑스선 검사, 빈혈검사, B형 간염 검사, 간 기능 검사(GOT, GPT, γ GT), 혈당 및 콜레스테롤, 소변의 당뇨 및 단백뇨 검사, 자궁경부암검사 그리고 40세 이후에 심전도검사다. 이러한 항목은 현재 우리나라에서 문제가 되고 있는 각종 질환을 조기발견할 수 있다. 정해진 직장건강검진만 잘 받아도 빈혈, 폐결핵, 간질환, 당뇨병, 고혈압, 심장질환, 여성자궁암 등의 병을 얼마든지 발견할 수 있다. 직장건강검진과 다르게 국민건강보험공단에서 제공하는 서비스로는 조기암검진 프로그램에 따라 40세 이후에는 2년마다 위내시경검사나 간암검사를 받도록 하고 있다. 또한 정부는 2007년부터 40세와 66세 되는 분들을 대상으로 생애전환기건강검진을 실시하고 있다. 이것은 지금까지 나온 정부의 어떤 건강검진 프로그램보다 충실한 건강검진으로 그 연령에 해당되는 분은 대부분 그 이상의 검사가 필요 없을 정도로 충분한 검사이다.

검사를 많이 하면 할수록 좋은 줄로 아는 분들이 있다. 그래서 같은 값이면 검사 종류가 많은 것을 선택한다. 그래서 종합검사를 선호하고, 회사에서도 수십 종의 검사가 가능하다고 선전하는 건강진단기관을 선택하기도 한다. 하지만 온갖 종류의 질병과 암을 발견한다고 주장하는 것은 대부분 의학적 근거가 별로 없는 건강검진일 가능성이 많다. 피검사 한 번으로 수십 가지 검사를 해주고, 피 한 방울로 여러 암까지 진단한다는 선전에 현혹되지 마라. 이런 피검사를 통해 병을 진단한다는 것은 허구인 경우가 대부분이다. 예를 들어 대장암을 진단한다고 핏속에 있는 CEA라는 물질을 측정하는 검사를 한다고 하자. 이 검사는 다른 피검사를 할 때 같이 하면 되므로 매우 편리하게 대장암을 진단할 수 있다고 주장한다. 우연히 이 수치가 높고 그래서 그다음에 대장내시경검사를 했더니 대장암을 조기발견했다면 이처럼 다행스러운 일이 없을 것이다. 하지만 CEA는 실제 대장암을 갖고 있어도 높지 않은 경우가 많다. 따라서 CEA 검사를 한 후 정상이라서 대장암이 없다고 말할 수는 없다. 결국 대장암을 조기발견할 수 있는 검사는 대장내시경검사이지 CEA 검사가 아니다. 이런 종류의 필요 없는 검사는 참으로 많다. 각종 암표지자가 그렇고, 심장병 등의 표지자가 대부분 이런 범주에 들어간다. 따라서 싼 값에 수십 가지 검사를 해준다고 현혹하는 곳은 믿지 않는 것이 좋다. 정말 중요한 검사를 잘해야지, 다다익선(多多益善)이라고 해서 많은 검사를 하는 것이 중요한 것은 아니다. 필요 없는 검사를 많이 할수록 쓸데없는 걱정을 유발하고 비용 부담도 늘어나기 때문이다.

현재 우리나라에서만 유행하는 과도한 검사의 대표적인 예로 갑상선암과 전립선암 검사가 있다. 우리나라는 세계에서 갑상선암 1위 국가이다. 바로 종합검진 시 갑상선 초음파검사를 같이 받는 사람들이 늘면서 아무 증상이 없는 갑상선암 환자가 늘어났기 때문이다. 전립선암도 마찬가지다. 피검사로 PSA라는 물질을 측정하면 전립선암을 일찍 발견할 수 있다. 여기에 전립선 초음파검사까지 받으면 더욱 많은 전립선암을 발견한다. 갑상선암이나 전립선암 모두 암이고 사망에 이르게 할 수 있으므로 일찍 발견해서 치료하면 좋지 않을까? 현재까지 나와 있는 연구 결과는 그렇지 않다. 이런 암처럼 매우 천천히 자라는 암은 일찍 발견해서 얻을 수 있는 이득에 비해 수술을 비롯한 각종 치료를 하면서 생기는 의원성질환(병을 치료하면서 얻게 되는 병)의 확률이나 심리적인 고통 등이 더 클 수도 있다는 것이다. 물론 일찍 발견해서 생명을 구한 사람도 있지만 그대로 나둬도 사는 동안 문제가 되지 않는 암까지 치료하고, 나중에 발견해서 치료해도 경과가 같은데 일찍 치료한다고 병 얻고 돈 들이는 경우도 있다. 그러니 증상이 없는 사람은 갑상선암이나 전립선암을 검사할 이유가 없다. 건강검진과 관련하여 최고 권위의 미국예방서비스위원회(USPSTF)에서도 이렇게 권하고 있다.

    검사를 과도하게 받는 것도 나쁘지만 필요한 정기검사조차 받지 않는 사람도 많다. 이렇게 검사를 받지 않으면 암을 조기발견하는 것은 어렵다. 증상이 생긴 후에는 이미 진행된 상태이기 때문이다. 직장검진을 제때에 받지 않아서 고혈압과 고지혈증을 조절하지 않고 지내다가 심근경색증이 온 40대 직장인도 적지 않게 본다. 대장내시경 하는 것이 귀찮다고 부모님 검사를 챙기지 않아서 후회하는 의사도 간혹 있다. 꽤 유명한 선배는 지금도 대장내시경 얘기가 나오면 자기가 불효자식이라고 한숨을 쉰다. 바로 아버님을 그렇게 보내드렸기 때문이다. 자기 자신이나 부모님이나 일일이 챙기기 힘들기 때문에 마련한 제도가 국민건강보험공단에서 실시하는 건강검진제도이다. 직장에서 실시하는 건강검진이나 국민보험공단에서 가입자들에게 제공하는 건강검진은 우리나라 사람의 중요한 질병을 발견해주는 꼭 필요한 검사이다. 그러므로 이를 불신하지 말고 꼭 받기를 바란다. 검사를 받은 후에는 꼭 결과를 확인해서 자신의 건강 증진에 활용하라고 권하고 싶다. 다만 무료로 제공되는 건강검진으로 충분하지 않은 경우도 있으므로 나이와 위험요인에 따른 적절한 건강진단을 추가로 받기 바란다. 특히 50세 이후 5년 혹은 10년마다 대장내시경을 꼭 받아야 한다. 그래야 현재 할 수 있는 완벽에 가까운 건강진단이 된다. 이러한 건강검진은 매년 혹은 2년마다 꾸준히 해야지 어쩌다 한 번 하거나 건강이 걱정될 때만 부정기적으로 하는 것은 별 도움이 안 된다. 마치 고기 잡는 어부가 경험을 바탕으로 일정한 시간에 일정한 위치에서 그물을 던져야 많은 고기를 잡을 수 있지, 경험 없는 어부가 아무 때나 한두 번 그물을 던진 것으로 고기를 잡을 수 없는 것과 같은 이치이다.

정부와 전문가들이 일정한 간격으로 하라고 권고하는 검사를 성실하게 받으면 이익이 되지 손해될 것이 없지 않은가? 얼마나 많은 사람이 이렇게 병을 일찍 발견해서 완치하고 지금 건강하게 살고 있는가? 평소에는 건강한 생활습관을 통해 병을 예방하고, 나이가 들어가면서 어쩔 수 없이 생길 수 있는 질병은 건강검진으로 조기에 발견해서 완치하는 것이야말로 성공적인 노화, 나아가 장수로 가는 첩경임을 강조하고 싶다.

행복한 건강여행 21

예방주사가
필요해!

이 세상에 태어난 아이가 병원 문을 나서기 전에 해야 할 일 중 하나는 결핵예방접종과 B형간염 1차 예방접종을 받는 일이다. 이 후에도 아이는 학교에 들어갈 때까지 10여 차례의 예방접종을 받는다. 뿐만 아니다. 이 아이는 평생 사는 동안 독감은 매년, 파상풍은 10년마다 예방접종을 받게 된다. 이처럼 전염병을 예방하는 것은 현대에도 꼭 필요하다. 예방접종은 어릴 때만 맞는 것이 아니라 평생 필요하다. 나이 들며 맞아야할 예방접종을 요약하면 다음과 같다.

A형 간염 예방접종

A형 간염은 이십여 년 전까지는 거의 문제가 되지 않았다. 왜냐하면 어릴 때 대부분 앓고 지나는데 거의 무증상이었기 때문이다. 그런데 위생상태가 좋아지면서 어릴 때 앓지 않고 지나가는 사람들이 많아졌다. 그래서 성인이 되어 A형 간염을 앓는 사람들이 늘어난 것이다. 소아 때는 별 증상이 없던 A형 간염은 성인되어 앓으면 식욕부진, 권태감, 황달 등의 증상으로 심하게 앓는다. 심지어는 입원해서 치료해야 하고 드물기는 하지만 사망하는 사례도 보고되고 있다. 현재 30대 이전 사람들은 대부분 앓지를 않아서 항체를 갖고 있지 않다. 30대는 일부에서 항체를 갖고 있지 않다. 이 사람들은 A형 간염 바이러스가 침입하면 간염에 걸린다는 얘기이다. 40대 이후에는 대부분 항체를 갖고 있어서 예방접종도 필요 없지만 30대까지가 문제이다. 그래서 현재 지침은 30세 이전은 A형간염에 대한 검사를 하지 않고 무조건 예방접종을 하는 것을 권하고 있고, 30대에는 원하는 사람만 검사를 하고 예방접종을 받으면 된다. 즉, 30대는 검사를 하고 맞아도 되고 검사를 하지 않고 맞아도 된다.

 A형간염 예방접종은 처음 접종 후 6개월 이후 다시 한 번 맞아야 100% 가깝게 항체가 생긴다.

B형 간염 예방접종

B형 간염 예방접종은 태어나면서 바로 시작한다. 그런데 이렇게 본격적으로 예방접종을 시작한 지는 30년이 채 안 되었다. 따라서 50세 이전의 성인은 피검사를 통해 B형 간염에 대한 항체를 갖고 있는지를 알아야 한다. 그리고 항체가 없다면 반드시 3회 예방접종을 받으라. 만약 오늘 예방접종을 했다면 두 번째 주사는 1개월 후, 세 번째 주사는 6개월 후에 받아야 한다. 1개월 후는 대개 잊지 않고 받는데 6개월 후가 문제이다. 달력과 수첩과 핸드폰의 스케줄 표에 미리 적어두고 기억해서 꼭 3회 예방접종을 연속으로 받아야 한다.

여러 번 예방접종을 받았는데 항체가 생기지 않는 사람도 있다. 3회 접종 스케줄을 그대로 잘 따랐다면 다른 백신 제조회사의 백신으로 한 번 더 3회 접종 스케줄을 따라 예방접종을 받으면 된다. 만약 그래도 B형 간염 항체가 생기지 않았다면 다시 시도하지 않아도 된다. 50세 이후 사람은 대개 B형간염 항체를 갖고 있어서 문제가 되지 않지만 일부 위험군에 속하는 사람은 만약 항체를 갖고 있지 않는 경우 간염이 생겨서 큰 문제가 되므로 검사를 한 후 항체가 없다면 예방접종을 받아야 한다. B현 간염 위험군은 남성 동성애자, 성관계가 여러 명인 경우, 주사약물 남용자, 만성신부전자, 가족 중 B형간염을 갖고 있는 사람, 의료인 등이다.

풍진 예방접종

결혼 전 혹은 결혼 후 아이를 갖게 될 여성은 모두 한 번은 풍진 예방접종을 받거나 검사를 받아야 한다. 우리나라에서 풍진 예방접종을 처음 실시한 때는 1978년이고, 본격적으로 실시하게 된 때는 1982년부터이다. 따라서 1982년 이 전에 태어난 대부분의 여성은 현재처럼 생후 12개월과 4-6세에 맞는 홍역, 볼거리, 풍진 예방접종인 MMR을 받지 못했다. 풍진은 어린아이에게서는 가볍게 지나가는 병이지만, 산모가 임신 중에 걸리면 '선천성 풍진 증후군'이라고 하는 심각한 선천성 기형을 일으킨다. 따라서 임신 예정인 여성은 풍진 예방접종을 받거나, 항체 검사를 받아야 한다. 만약 풍진항체를 갖고 있지 않다면 1회 풍진 예방접종으로 충분히 면역을 얻을 수 있다. 아울러 의료인이나 개발도상국을 여행할 사람, 면역 저하 환자를 돌보는 사람은 40세 이전에 MMR 예방접종을 하는 것이 안전하다.

독감 예방접종

어린이든 성인이든 누구나 매년 9월부터 11월까지 독감 예방접종을 받는 것이 좋다. 매년 달라지는 독감 균주에 맞게 새로 개발된 예방 백신이다. 최근에는 신종플루를 포함한 백신으로 맞게 된다. 독감 예방접종이 꼭 필요한 사람들은 환자를 만나는 의료인과 65세 이상 노인, 만성질환자이고 그 이외에도 임신부와 5세 이하 소아이다. 하지만 최근에는 이런 대상자뿐만 아니라 전 국민에게 권하고 있다. 아울러 독감을 예방하려면 독감 예방접종을 받았다고 안심하지 말아야 한다. 왜냐하면 독감 예방접종으로 독감을 예방할 수 없는 경우가 40%나 되기 때문이다. 그러므로 평상시 건강 관리를 잘해서 면역력을 키우고, 독감 전염을 막을 수 있도록 손을 자주 씻는 것이 좋다.

파상풍

파상풍 예방접종은 누구나 10년마다 받아야 한다. 파상풍은 어릴 때 받는 DPT 접종 때 포함되지만 평생 면역이 되지 않기 때문에 10년마다 받아야 한다. 이렇게 파상풍 예방접종을 받으면 심하게 다치거나 오염된 흙에 노출이 되어도 상처만 잘 소독하는 것으로 충분하다. 하지만 예방접종을 받지 않은 사람은 다칠 때마다 파상풍 면역글로불린이라는 주사를 맞아야 한다.

말라리아

에이즈, 사스, 말라리아 예방접종은 없다. 근본적으로 이런 병을 예방하는 방법은 아직 없다. 다만 개인위생을 철저하게 하고, 안전한 성생활과 여름철 모기에 대한 대책을 실천하는 방법만이 최선이다. 또한 말라리아는 유행지역을 여행할 때 미리 예방약을 복용하고 여행을 다녀온 후에도 약을 4주간 더 복용하면 예방 가능하다. 유행지역마다 먹는 약과 복용 방법이 다르므로 미리 알아보고 의사의 처방을 받아서 여행 전부터 먹는 약을 복용하는 것이다. 말라리아 주사가 아니다! 여행하기 전부터 복용해서 여행 후에도 복용해야 한다. 예를 들어 동남아시아를 여행할 때 가장 많이 쓰는 메플로퀸(mefloquine)이라는 항말라리아제는 출발 1주 전부터 시작해서 주 1회 한 알만 복용하면 되고 여행 복귀 후 4주 더 복용해야 한다. 하지만 아프리카나 동남아시아라도 도시 지역이나 해변 관광 지역만 다녀온다면 말라리아 예방약을 복용할 이유는 없다. 이런 지역의 모기 개체수는 많지 않아서 약을 꼭 복용하지 않아도 된다.

만약 아프리카나 남미의 시골지역을 다녀오는 경우에는 10년에 한 번 맞는 황열 예방접종이 꼭 필요하므로 여행 전에 전국의 국립검역소나 국립의료원에 문의해야 한다.

폐렴알균

폐렴알균은 폐렴의 가장 중요하고 흔한 원인이다. 젊은 사람도 무리하게 비를 맞고 나서 폐렴으로 사망할 수 있다. 역사적으로 보면 모차르트가 안티몬이라는 중금속 중독 혹은 비타민D 결핍으로 사망했을 것이라는 보고도 있지만 결국 최종 사망원인은 폐렴이었다. 최근 고인이 된 백남봉, 배삼룡, 앙드레김, 그리고 김대중 전대통령까지 모두 최종 사인은 폐렴이었다. 물론 모든 폐렴의 원인이 폐렴알균은 아니지만 폐렴알균이 가장 중요한 원인이므로 고위험군은 젊은 때부터 예방접종을 하면 좋고, 건강한 사람은 65세 이후 접종하기를 바란다. 폐렴의 고위험군은 만성폐질환, 만성심장질환, 당뇨병, 만성간질환, 만성신부전, 면역저하자 등이다.

행복한 건강여행 22

나와 가족을 위한
가정상비약
준비하기

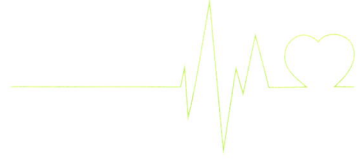

　　　　　　　　　　새해의 소망을 묻는 설문에서 해마다 1, 2등을 다투는 것은 가정의 건강과 경제적 안정이다. 가족이 건강하고 먹고사는 데 문제가 없다면 가장 기본적인 행복의 조건은 갖춘 것이다. 물론 이 두 가지가 원하는 대로 되지 않기 때문에 더 소망하는 것이리라.

　가족의 건강은 가장과 주부가 먼저 건강하고 좋은 습관을 실천해야 가능하다. 건강은 내리사랑이고 탑다운(Top-down)이다. 윗물이 맑아야 아랫물도 맑다. 가족의 건강을 위해 필요한 일은 가족에게 생기는 건강 문제를 그때그때 잘 해결하는 것이다. 인생의 연륜이 쌓일수록, 이런저런 경험이 많아질수록 건강과 병에 대해서도 상식이 늘어난다.

 가족 중에 누가 아프거나 다치면 무조건 병원으로 달려가거나 119를 불러야 하는 것은 아니다. 스스로 해결할 수 있는 것까지 야단일 필요는 없지 않은가? 누구나 살면서 갑자기 아프거나 열이 나거나 다친 경험을 갖고 있다. 더구나 아이를 키워본 사람이라면 밤새 아이가 열이 나서 발을 동동 구른 경험이 있을 것이다. 단순한 감기로 열이 나는 것을 알면서도 밤에 응급실에 가면 오래 기다리고 여러 검사에 시달리기 십상이다. 별것 아닌 일로 응급실에서 시간과 돈을 낭비하고 있다는 생각이 들기도 할 것이다. 경험이 있는 부모나 조부모가 아픈 것의 경중을 판단해서 스스로 조치할 수 있겠는가? 때로는 병원에 가야 할지 고민이 될 때도 있겠지만 대부분 스스로 판단해서 일단 자가 치료를 하고 그 후 경과를 보면서, 당장 병원 응급실에 갈지, 다음 날 동네의원에 갈지, 아니면 더 지켜보면서 결정할지 판단할 수 있다.

 평소 꼭 필요한 약을 집에 준비하고 있다면 이런 결정과 조치에 도움이 되는 것은 당연하다. 따라서 적절한 가정상비약을 준비하고 있는 것은 누구에게나 필요하다. 찰과상 정도라면 간단한 소독만으로도 자가 치료할 수 있는데 가정상비약이 준비되지 않아서 아무것도 해줄 것이 없다면 참 난감하다. 대장간에 낫이 없다고, 의사인 나도 가끔은 부모님이 찾는 연고나 아이에게 필요한 해열제가 없어서 차를 타고 약을 사러 간 적이 있다. 또 집에 있는 약을 쓰려고 하니 유통기한이 지난 약이라 버린 경험도 있다. 그래서 근처 슈퍼에서 간단한 소독약이나 해열제, 소화제 정도는 파는 것이 필요하다.

일반의약품의 약국 외 판매에 대한 국민적 요구는 지난 10년 동안 지속적으로 제기되어 왔다. 필자가 속해서 활동하고 있는 경제정의실천시민연합(경실련)이 가장 처음으로 안전성이 검증된 간단한 일반약을 슈퍼 판매할 것을 주장했다. 극히 일부 가정상비약 수준의 몇 가지 약만 약국 이외의 장소에서의 판매를 허용해달라는 주장이었다. 경실련의 문제 제기 이후 여러 시민단체와 전문가들이 공감하여 결국 2012년에는 슈퍼 판매가 시작되었다. 늦었지만 참 잘된 일이다. 가정상비약을 준비하고 준비가 되지 않았을 때는 가까운 슈퍼에서 사서 쓰면 된다. 소독약이나 진통제, 소화제, 종합감기약 등은 국민들이 판단해서 사서 쓰면 된다.

그럼에도 불구하고 평소 가정상비약 수준의 약을 각 가정에서 준비하고 있다면 더 편할 것이다. 약은 각각 다른 봉투에 담아 용도와 복용방법 및 유효기간을 반드시 기록하여 습기가 없고 아이들의 손이 닿지 않는 곳에 보관해야 한다. 약을 여러 곳에 무심코 둘 경우 아이들이 먹게 되는 사고가 일어나는 경우가 많기 때문에 한곳에 모아 높은 곳에 보관하여야 한다. 다만 오래 사용하지 않아 유효기간이 지난 약은 버려야 한다.

  유효기간이 지난 약은 효과가 현저히 줄어들며, 변질됐을 경우 부작용을 일으킬 수 있기 때문이다. 유효기간은 약마다 다르지만 통상 알약은 개봉하지 않은 상태에서 2년, 일단 뜯으면 제습제를 두고 밀봉해서 보관해도 1년 이내 사용해야 한다. 의사의 처방과 조제로 준비한 약 중에서 항생제 시럽인 경우 개봉 후 1~2주 이내, 그 외의 시럽류는 길어도 두 달 후엔 버려야 한다. 또한 조제된 가루약은 흡습성이 강하므로 남는 즉시 버려야 하며 연고는 개봉이 안 된 상태에서는 2년 정도 유효하나 개봉한 뒤에는 반년이 지나면 사용하지 않는 것이 좋다. 소독용 베타딘이나 알코올 등은 상처 부위에 찍어 바르는 경우가 흔한데 이럴 땐 약이 오염될 수 있으므로 이렇게 사용하였을 경우에는 상처가 다 나으면 남은 약은 버리는 것이 좋다.

  아프다고 다 의사를 만나야 하고 병원 응급실로 뛰어가야 하는 것은 아니다. 가정상비약으로 자가 치료하는 것은 가장과 주부의 권리요 책임이다. 상식 수준에서 해결하고 필요하면 전화로 주치의처럼 여기는 의사와 통화해보자. 그러나 언제나 우선순위 1번은 환자의 안전이므로 이를 고려해서 판단하기를 바란다.

가정상비약 종류와 사용법

구분	사용법	주의 사항
해열진통제 (아세타미노펜 Acetaminophen)	325~650mg(소아의 경우 10mg/kg)을 매 4~6시간마다 복용함	
해열진통제 (이부프로펜 ibuprofen)	200~600mg(소아의 경우 5mg/kg)을 매 4~6시간마다 복용함	
콧물감기약 (액티페드)	반 알 혹은 한 알씩 하루 세 번 복용	몸무게 10kg 미만은 하루 반알, 10~20kg는 하루 한 알을 넘지 않을 것. 졸릴 수 있으니 운전 조심!
소독약 (알코올 혹은 과산화수소)	깨끗한 솜이나 거즈에 묻혀 사용함	과산화수소가 덜 아픔
일회용 밴드, 거즈, 붕대, 압박붕대	상처에 직접 닿는 거즈는 사용기간이 있는 것을 사용함	상처가 깊거나 잘 낫지 않으면 반드시 의사에게 보일 것
소화제 (멕페란)	한 알씩 식후 하루 세 번	2일 이상 사용하지 말 것
지사제 (로페린)	한 알씩 하루 세 번	
기타 가정마다 필요한 약	약 사용 설명서를 볼 것	사용 방법과 유효기간을 반드시 확인할 것

행복한 건강여행 23

기적의 약
아스피린 이야기

아스피린은 인류가 발견하여 대량생산한 약 중에서 가장 많은 생명을 구한 약이다. 아스피린은 1859년경 독일의 과학자들이 버드나무에서 발견하였고, 1899년 바이엘사가 처음으로 가루 형태의 아스피린을 약으로 생산 판매하게 되었다. 아스피린은 그동안 해열제, 진통제, 소염제로 수많은 생명을 구한 기적의 약이다. 즉, 열을 내리거나 통증을 줄이거나 염증을 줄이는 약의 시조라고 할 수 있다. 아스피린은 버드나무 껍질에서 추출한 살리실산을 가공한 것으로 정확한 화학명은 아세틸살리실산이다.

아스피린의 효과 중에는 피의 응고를 방해하는 작용이 있는데 하루 100mg의 저용량 아스피린은 핏속에서 피떡이 형성되는 것을 막을 수 있다. 아스피린의 항혈소판기능으로 피를 응고시키는 혈소판의 작용을 방해해서 피떡이 생기는 것을 막는 것이다. 특히 혈관벽이 좁아지거나 상처가 생긴 경우, 뇌혈관이 좁아지거나 막힌 경우, 심근경색증이나 뇌경색증을 앓고 난 후에는 이 약이 꼭 들어가야 한다. 바로 피떡이 생기는 것을 막아서 더 이상 혈관이 막히지 않도록 하기 위한 것이다.

최근 란셋이라는 의학계의 유명 잡지에 영국인들을 대상으로 한 연구에서 45세부터 아스피린을 복용하면 대장암 등 여러 가지 질병에 걸리는 위험을 줄일 수 있다는 논문이 발표되었다. 그동안에도 아스피린의 효과에 관한 비슷한 연구가 있었지만 다시 한 번 아스피린이 주목을 받고 있다. 서양인의 경우 심혈관계 질환이 많아서 아스피린을 복용하는 사람들이 많다. 이 연구를 진행한 옥스퍼드대 피터 로스웰 박사는 아스피린이 이미 알려진 심혈관계 질환을 예방할 뿐만 아니라 대장암 발생률이 4분의 1로 떨어졌다고 보고하였다.

하루 100mg의 저용량 아스피린이 이런 효과가 있다면 누구에게나 쓰는 것이 마땅할까? 아니다. 왜냐하면 모든 약은 부작용이 있기 때문이고 아스피린도 예외가 아니다. 아스피린은 출혈, 특히 위장관의 출혈이나 위궤양을 일으키는데 2만~3만 명당 1명의 사망이나 입원과 수혈이 필요할 정도로 심각한 출혈을 유발한다. 이렇게 심각한 출혈은 아니지만 중요한 출혈을 모두 합친다면 아스피린을 복용하는 사람은 5년간 1000명당 3명 정도가 출혈을 경험한다. 더구나 이런 출혈이 서양인보다 동양인에게 더 많다는 주장도 있다. 따라서 이런 위험을 넘어서는 이득이 있는 사람, 즉 심뇌혈관질환의 위험이 높은 사람이 아니면 아스피린을 복용할 이유가 없다.

결론적으로 한국인에게는 아직 아스피린을 일률적으로 권고하지 않으며 일부 아스피린을 복용하는 것이 이득이 되는 사람에게만 권고하고 있다. 현재 고혈압이나 당뇨병과 같은 병이 있더라도 남성은 45세 미만, 여성은 55세 미만이면 예방적 아스피린을 복용할 이유는 없다. 즉 남성은 45세 이상, 여성은 55세 이상이면서 과거 심뇌혈관질환을 앓았거나 당뇨병이 있거나 흡연, 고지혈증 등 위험요인을 복합적으로 갖고 있는 경우에만 예방적 아스피린을 권고한다. 남성은 10년간 관상동맥질환 발생 위험도를, 여성은 10년간 뇌졸중 발생 위험도를 계산해서 그 위험도가 기준치 이상인 경우에만 예방적 아스피린을 복용하도록 권고한다. 이처럼 꽤 복잡한 계산을 통해서 아스피린 복용을 권할 정도로 약은 신중하게 결정해야 한다. 이런 과정을 거치지 않고 아스피린이 심장병과 중풍을 예방한다는 제약회사의 선전이나 주위 사람들의 말만 믿고 약을 복용하는 것은 옳은 태도가 아니다.

행복한 건강여행 24

닥터 쇼핑 하지 말고
주치의를 가져라

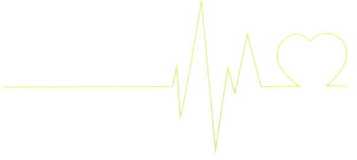

　　　　　　　　　　당신은 건강 문제가 있을 때 언제
라도 상의할 수 있는 주치의가 있는가? 주치의는 대통령만 있어야
하는 것이 아니고 누구라도 필요하다. 그래야 건강 문제가 발생
했을 때 쉽게 해결할 수 있을 뿐만 아니라 평소 친밀한 관계를 유
지하면서 건강증진과 질병예방 서비스 및 전화상담 서비스도 받
을 수 있다. 더구나 의사에 대한 신뢰가 무너진 지금, 믿고 상의하
고 찾아갈 수 있는 의사 한 명을 안다는 것은 큰 힘이다. 주치의를
제도적으로 보장하는 것을 주치의제도라고 한다. 영국, 캐나다, 호
주, 뉴질랜드와 같은 나라에서 실시하는 제도이다. 주치의제도에
서 의사의 수입은 등록된 주민수에 따른 월급 형식의 수입과 바람

직한 진료활동(예를 들면 예방접종률을 높였다든지, 고혈압 환자를 잘 관리하는 등)에 따른 인센티브를 받는다. 이 때문에 의사들은 환자를 많이 봐야 하는 강박감에서 벗어날 수 있고 과잉진료도 사라진다. 환자 또는 환자의 가족은 주치의와 세세한 부분까지 얘기를 나눌 수 있고 전화상담도 가능하다.

나는 오래전부터 우리나라 의료제도의 대전환을 불러올 주치의제도를 주장해왔다. 이 제도는 우리나라 의료를 건전하게 만들 수 있는 획기적인 제도이므로 정부가 의지를 갖고 추진하면 얼마든지 성공할 수 있는 제도이다. 각 나라마다 역사가 다르고 국민 의식과 사회적 기반이 다르므로 외국의 제도를 그대로 들여올 수는 없지만 이 제도를 참고하여 우리만의 독특하면서도 효율적인 주치의제도를 만들 수 있다.

하지만 현재 주치의제도가 없다. 이런 제도가 없는데 어떻게 주치의를 만날 수 있을까? 나는 평소 쉽게 만날 수 있는 의사들 중에서 주치의처럼 여길 수 있는 의사를 정하라고 권한다. 나의 경우 환자 중 일부는 진료실뿐만 아니라 전화로도 만난다. 서로 어떤 계약을 맺은 것은 아니지만 오래 알고 지낸 사이이거나 내 외래를 오래 다닌 분에게는 필요할 때 전화하라고 한다. 외래 간호사도 그런 분의 전화는 내가 진료실에 없을 때라도 연결해준다. 때로는 매우 중요한 의학적 결정을 문의할 때도 있지만 대부분 전화는 궁

금하고 뭔가 해결해야 하는데 마땅히 나 이외에는 물어볼 데가 없는 경우이다. 갑자기 어떤 증상이 생겼는데 병원에 가야 하는지, 건강진단에서 이런 결과가 나왔는데 어떻게 해야 하는지, 자녀 중에 이런 문제가 생겼는데 적당한 의사를 소개해달라는 등의 상담이다. 나는 이런 관계가 주치의제도라는 시스템으로 해결되면 더 좋지만 그런 제도가 생길 때까지 많은 국민들이 주치의 같은 의사를 가졌으면 좋겠다. 주치의라는 말이 부담스럽다면 단골의사면 어떻겠는가?

나는 어렸을 때부터 가까운 친척 중에 의사가 많았다. 지금도 4촌 이내에 7명이 현직 의사로 활동하고 있다. 나는 의과대학 때부터 군의관, 전공의 시절, 그리고 지금까지 대학교수로 지내오면서 많은 의사들과 함께 일했고 교류해왔다. 그런데 참 이상한 것은 내 주위 의사들을 보면 고상하고 실력 있고 환자를 위해서라면 자기희생도 감내하는 좋은 분들이 대부분인데 언론에 보도되는 의사들은 왜 그렇게 나쁜 의사들이 많은지 모르겠다. 부동산 투기나 마약 사범, 성 범죄 단속 등 각종 비리에 걸려든 사람이 발표될 때 의사가 빠진 적이 있었던가? 어떤 의사들과 얘기하다보면 현재 우리나라 의료제도를 사회주의 의료라고 비하하거나 정부와 시민단체를 싸잡아 비판한다. 자신들이 당하는 어려움은 크게 부풀려 강조하면서 누리는 혜택은 전혀 말하지 않는다. 선진국에서 보편화된 제도인 의료보험, 의약분업, 포괄수가제 등을 실패한 제도라고 한다든지, 건강보험 수가 때문에 의료기관이 모두 망하게 되었다는 등 국민들이 느끼는 감정과는 동떨어진 주장을 편다.

과연 우리 의료제도가 그럴까? 그렇지 않다는 것이 많은 학자를 비롯한 전문가들의 견해이다. 세계 여러 곳을 다녀본 사람들은 우리나라 건강보험제도를 자랑스럽게 여긴다. 의사들은 힘들다고 하고 왜 의사가 되려고 하느냐고 말한다. 생각해보라. 지금도 자식을 의과대학에 보내려고 하고 의사의 길을 선택한 많은 후배들이 바보가 아니지 않은가. 현재 의사들은 우월한 지위와 혜택을 누리고 있는 것이 분명하다.

건강은 경제와 함께 전 국민의 제일 큰 관심사다. 경제가 잘 돌아가야 국민들이 편하듯이 의료제도로 대표되는 복지체계를 잘 갖추어야 국민들이 편안하다. 국민들은 의사가 자기 가족이라면 챙길 진단과 치료를 자신들에게도 똑같이 해주는 양심적인 의사를 원한다. 의사에게는 의료행위와 관련되어 배타적이고도 독립적인 권한을 주었으므로 그 행위를 수행함에 있어서도 고도의 윤리의식과 책임이 동반된다. 인간이 이기주의를 넘어설 수 없다고 해서 이기주의적 행위까지 모두 합리화할 수는 없다. 의사는 자신이나 자신의 가족에게 좀 더 다르게 할 수 있는 것이 있다면 환자에게도 그것을 먼저 권고할 수 있어야 한다. 의사가 최종 결정을 하는 것이 아니고 현재까지 나와 있는 최선의 선택이 무엇인지 정보를 제공하고 결정권은 환자와 보호자에게 넘겨야 한다. 만약 이런 정보제공까지 등한시한다면 법적인 책임까지 질 수 있는 것이 최근 법리적 해석이다. 의사의 결정에 제도가 영향을 미친다는 것은 누구라도 짐작할 수 있다. 진료수입이 바로 자신의 수입과 직결된다면 개인의원이든 대학병원 의사든 실적을 생각하지 않을 수 없다. 의료를 상품화하고 신자유주의적 관점으로 보면 직업윤리는 우선순위에서 뒤로 가게 된다. 그러므로 좋은 제도를 만들어야 한다. 좋은 제도는 외국의 좋은 제도를 수입하는 것이 아니고 우리의 역사와 현실을 바탕으로 만들어가는 것이다. 나는 좋은 제도를 만드는 운동과 시민사회의 감시, 그리고 의사의 윤리교육과 내부 변혁 운동이 합쳐져야 국민과 의사 모두에게 더 좋은 의료 환경이 만들어진다고 믿고 있다. 나는 현재 경제정의실천시민연합(경실련)이라는 시민단체에 참여하면서 우리 사회의 여러 가지 문제점과 함께 의료제도와 의료 문화를 바꾸는 운동을 하고 있다. 경실련 보건의료위원회는 의사, 약사, 보건경제학자, 보건법학자, 시민 등이 오랫동안 함께 연구하며 정부의 정책을 비판하기도 하고 새로운 제안을 해왔다.

우리 사회 곳곳이 그렇듯이 의료제도도 바꿔야 할 것이 많다. 그중 하나가 주치의제도이다. 우선 주치의제도가 도입되기 전까지는 친구처럼, 선배처럼, 가족처럼 여길 수 있는 좋은 의사를 주치의, 혹은 단골의사로 만들어라. 평소 단골로 이용하고 주변 사람들에게도 소개해주라. 어떤 의사가 자신을 믿고 찾아오고 다른 환자를 소개해주는데 고맙지 않으랴. 그리고 양해를 구하고 가끔이라도 전화해보라. 의사가 된 이유는 필요한 분에게 도움이 되기 위해서이다. 꼭 돈을 받아야 의료서비스를 제공하는 것이 아니다. 의사와 국민 간에 이 정도의 신뢰는 있어야 서로가 행복해진다. 맛 집만 찾지 말고 좋은 의사도 정성으로 찾아 소문을 내라.

어떤 병이든 안 걸리는 것이 최선이므로 의학의 최고 가치는 '예방'이다. 예방에는 네 가지 차원이 있다. 병에 걸리지 않기 위해서는 건강관리를 하고 예방접종을 하는 등 병을 예방하기 위한 조치가 필요하다. 이것이 1차 예방이다. 하지만 어쩔 수 없이 병에 걸린다면 최대한 조기에 발견해서 치료를 해야 한다. 그래서 건강검진이 필요하다. 이것이 2차 예방이다. 혹시 병이 진행되어 증상이 생기고 몸에 문제가 생겼다고 해도 그 병을 잘 치료하고 재활해서 후유증을 최소화하면 된다. 이것이 3차 예방이다. 4차 예방도 있다. 4차 예방은 병은 없는 상태이다. 하지만 병을 앓는 사람처럼 여러 가지 증상은 있다. 검사를 해봐도 정상으로 나오고 그래서 병원을 전전한다. 그러다가 오히려 병원이 주는 병에 걸릴 수 있는 상태이다. 증상은 있지만 실제 병이 없는 분들에게 적절한 상담으로 추가적인 비용이나 의원성질환(병원에서 걸리는 병)을 예방하는 것을 4차 예방이라고 한다. 좋은 의사는 1, 2, 3차 예방뿐만 아니라 4차 예방도 잘 해주어서 병에 대한 걱정도 줄이고 그 걱정 때문에 쓰는 돈과 시간도 줄여주는 의사다.

인간은 살면서 이런저런 불편한 증상을 경험한다. 일시적이거나 오래 계속되는 증상이 있고, 가벼운 증상이나 심한 증상도 있다. 때로는 그런 증상이 어떤 병이 있다는 것을 알려주는 신호이므로 그 병을 발견할 수 있게 해준다. 기침 때문에 폐암을 발견하게 되고, 배가 아픈 것은 괴롭지만 그 때문에 급성충수돌기염(소위 맹장염)이 터지기 전에 발견해서 안전하게 제거하도록 돕는다. 그런데 우리 몸은 불편한 증상이 있다고 꼭 어떤 병이 있는 것은 아니다. 반대의 경우도 있다. 병은 있지만 증상은 보이지 않는 경우도 많다. 증상은 있는데, 꼭 무슨 병이 있을 것 같은데 실제 아무 병도 발견할 수 없다면 정작 본인과 그 가족들은 얼마나 답답할까. 하지만 머리가 아프다고 뇌에 암이 생긴 것은 아니듯 가슴이 답답하다고 꼭 심장병이 있는 것은 아니다. 속이 쓰리다고 위궤양이 생긴 것은 아니고, 관절이 아프다고 꼭 관절염이 생긴 것도 아니다. 이런저런 증상이 있어도 그 이유가 일시적이거나 불확실한 이유 때문인 경우가 흔하다. 현재 의학 수준으로 발견할 수 없는 어떤 병이 숨어 있을 수는 있지만 그렇게 심각한 경우는 매우 드물다. 이런 증상을 가진 사람들 중에는 의사에게 진찰을 받고 괜찮다는 얘기를 들으면 안심하는 것이 아니라 오히려 화를 내고 더 불안해하는 사람도 있다. 왜 자신의 병을 진단하지 못하냐는 것이다. 그래서 괜찮다는 얘기를 해주는 의사를 믿지 못하고 유명하다는 병원, 의사, 전통치료, 비방, 특효약을 찾아다닌다. 의사들 중에 그럴듯한 병명을 말하고 비싼 약이나 치료법을 권하는 의사를 더 신뢰한다. 그러다보면 필요도 없는 치료를 받게 되고 그로 인해 신체적, 정신적, 경제적 손해도 입는 경우가 드물지 않다. 이런 의원성질환(의사가 만든 병)을 예방하는 4차 예방이 필요하다. 좋은 의사라면 이렇게 증상은 있지만 병이 없는 분들을 잘 설득해서 닥터 쇼핑을 막는 4차 예방을 해야 한다. 환자의 불안을 빌미로 많은 검사와 약과 치료로 경제적 이득을 취하는 의사는 좋은 의사가 아니다.

본인은 매우 불편한데 증상이 호전되지 않거나 의사의 설명이 납득되지 않을 때 2차 의견을 구하는 것은 때로 필요하다. 나는 이런 2차 의견을 구하는 것을 문제 삼는 것이 아니다. 문제는 2차로 끝나지 않고 또 다른 용하다는 의사를 찾고, 주위 사람들의 경험담에 의지해서 3차, 4차로 의사와 병원을 찾고 이런저런 약을 쓰는 것이다. 이런 사람 중에서는 용하다는 치료법을 찾다가 어떤 생약을 먹고 전격성 독성 간염에 걸려 간이식을 받은 경우도 있다. 극단적인 예이기는 하지만 의원성질환은 오늘도 여기저기서 일어나고 있다.

어떤 병이 없는데도 왜 이런저런 증상이 있을까? 온 몸이 아프고 불편한 사람 중에는 많은 증상이 한꺼번에 찾아오고 해결이 안 되는 신체화장애라는 병이 있다. 이 병은 한마디로 한 개인이 마치 종합병원에 오는 사람들의 증상을 섞어놓은 것 같은 많은 증상을 동시에 호소하는 경우이다. 많은 증상을 너무도 심각하고 생생하게 말하기 때문에 초보 의사는 생각해야 하는 병이 많다. 그래서 과도하게 많은 검사를 하게 되고 환자와 가족은 그 경제적 부담을 고스란히 떠안는다. 하지만 검사 결과는 정상이다. 신체화장애를 겪는 환자는 정신건강의학과 전문의의 상담을 받아야 한다. 너무 많은 증상을 한꺼번에 겪게 되는 것은 마음의 문제가 근본 원인이기 때문이다. 하지만 대개의 경우는 신체화장애까지 진행된 것이 아니다. 마음이 아프니 몸도 아픈 것이다. 스트레스로 몸과 마음의 균형이 깨진 것이며, 마음의 문제가 해결되지 않아서 몸으로 증상이 나타난 것이다. 고민이 심해지면 머리 근육이 긴장하는 긴장성 두통에 걸리거나 가슴이 답답하고 꼭 심장에 문제가 생긴 것처럼 느껴지는 협심증 비슷한 증상이 발생한다. 배가 아파서 힘들기도 하지만 실제 검사를 해보면 어떤 병도 발견되지 않는 경우가 많다. 심인성 복통이다.

이런 증상을 잘 해결하려면 신뢰하는 의사를 만나야 한다. 믿는 의사를 만나서 상담하고 진찰하면 마음의 걱정도 없어지고 증상도 줄어들거나 사라진다. 꼭 필요한 검사도 평소 나를 잘 아는 의사에게 받는 것이 좋다. 큰 병원에서 하는 검사가 정확한 것이 아니라 꼭 필요한 검사를 제때에 하는 의사의 검사 결과가 정확하다. 그 이유는 검사를 하는 분명한 이유가 있고 검사를 통해 보고자 하는 목표가 분명할수록 문제를 정확하게 볼 수 있기 때문이다. 마치 경험 많은 어부가 언제 어디에 그물을 던질지를 생각해서 던지는 것과 아무 데나 그물을 던지는 것이 다른 것처럼.

문제는 신뢰할 만한 주치의, 혹은 단골의사가 없는 경우이다. 문제가 복잡하거나 원인이 분명하지 않은 환자는 주치의가 아닌 의사에게 갔다가 상업화된 의료의 과다 검사와 치료의 희생양이 될 수 있다. 의사의 입장에서도 단골환자이거나 그 집안과 주치의 관계가 있다면 훨씬 정확한 진단과 상세한 설명이 가능하다. 과거 기록도 있어서 꼭 필요한 검사만 할 수 있고 더 확신을 가지고 안심을 시킬 수 있다. 하지만 그런 신뢰관계가 형성이 안 된 상태에서 진료하게 되면 대개 의사는 방어적인 진료를 한다. 혹시 생길 수 있는 문제에 대비해서 책임지지 않으려는 경향이 강해지기 때문에 이런저런 검사를 하게 된다.

그러므로 평소 주치의로 한 의사를 정하면 좋다. 마음을 터놓고 얘기할 수 있는 의사, 평소 자신과 가족을 알고 있어서 믿고 맡길 수 있는 의사를 주치의로 삼아야 한다. 좋은 의사와 환자 관계는 병과 증상을 해결하는 데 필수적이다. 뿐만 아니라 병이 없는데도 이 병원 저 병원 다니는 닥터 쇼핑을 막고 병원이 주는 병인 의원성질환을 예방하는 4차 예방에도 주치의는 꼭 필요하다.

행복한 건강여행 25

상업적인 광고에
내 몸을
맡기지 마라

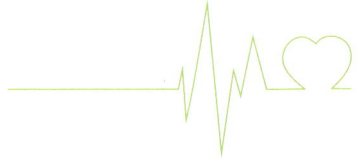

"종합비타민제를 적절하게 보충하면 건강에 도움이 됩니다."

"종합비타민도 좋지만 항산화보충제나 비타민 C 메가요법을 하면 더욱 좋습니다."

"우유는 칼슘도 많지만 인도 많아서 뼈에 나쁩니다."

"최근 전자담배를 피우면서 금연하는 사람들이 많아지고 있습니다. 담배보다는 덜 해로우니 전자담배로 금연에 성공하세요."

"폐경기 후 여성호르몬제를 보충하면 폐경기 증상도 줄어들고 뼈도 튼튼해져서 좋습니다. 부작용은 걱정하지 않으셔도 됩니다."

"로봇수술은 수술 합병증이 적고 시간이 덜 걸리고 더 정교한

수술이 가능합니다. 비싸다는 것 말고는 다 좋습니다."
　……

　이런 얘기를 들어본 적이 있는가? 만약 의사가 위와 같은 말을 한다면 맞는 말일까?
　아니다. 틀린 말이다. 이런 말을 하는 의사는 혹시 상업화된 의료에 물들어 있거나 최신 의학지식을 공부하지 않는 의사일 수 있다. 위의 5가지 말은 모두 틀린 말임에도 아직도 이런 말을 하는 의사, 간호사, 약사, 한의사, 그리고 자칭 건강도사들이 많다. 현재까지 많은 연구를 통해 내린 의학적 결론에 근거하면 위의 말은 모두 틀렸다.
　우선 비타민에 대한 맹신에 가까운 믿음이 틀렸다는 것은 이미 공부하는 의학자들은 다 아는 사실이다. 비타민은 식품으로 보충해야지 천연이건 합성이건 상품화된 비타민 제품으로 보충하는 것은 건강에 도움이 안 되고 오히려 해로울 수 있다. 이는 최신 연구를 종합한 메타분석의 결과다. 비타민은 우리 몸에 꼭 필요한 영양소이지만 과도하게 들어오면 좋지 않다는 뜻이다. 또한 천연식품은 비타민과 함께 여러 가지 좋은 영양소를 같이 보충하는 것이지만 상품화된 비타민은 이런 천연식품의 이득이 없기 때문에 한계가 분명하다.
　비타민 C, 비타민 E, 셀레니움과 같은 항산화보충제도 상품화된 제품들이 많지만 이런 제품을 계속 복용한다고 더 건강해진다는 근거는 아직 없다. 항산화제라는 용어가 의미하는 것처럼 산화작용을 억제한다는 뜻인데 우리 몸에서 일어나는 산화작용 중에는 몸에 나쁜 산화작용도 있지만 몸에 이로운 산화작용도 있다. 예를 들어 동맥경화를 유발하거나 유전체를 공격하는 산화작용은 나쁘지만 외부의 균에 대한 적절한 염증반응으로 면역을 증강하는 산화작용은 꼭 필요한 작용이다. 이 때문에 산화를 억제하는 항산화제가 꼭 이롭기만 한 것이 아니다. 결국 항산화제는 말만 그럴듯하지 따로 보충한다고 건강해진다는 증거는 없다.

일부 채식주의자들 중에서 완전한 채식을 주장하는 사람들은 우유나 계란도 먹지 않는다. 그리고 우유를 먹지 않는 이유로 우유에는 뼈에 좋은 칼슘도 있지만 뼈를 녹이는 인도 많아서 결국 골다공증을 더 유발한다고 말한다. 완전히 틀린 말이다. 인이 많으면 뼈에 좋지 않은 것은 사실이지만 우유에는 칼슘과 인이 적절하게 배합되어 있기 때문에 우유를 마시는 사람들이 결과적으로 뼈가 더 튼튼하다. 이미 여러 연구에서 다른 조건이 같다면 우유를 마시는 사람들이 우유를 마시지 않는 사람들보다 골절이 적다는 것을 입증하고 있다.

전자담배는 금연과 관련하여 제대로 된 연구가 전무하고 담배보다 덜 해로울 가능성은 있지만 이를 금연에 이용하는 것이 도움이 된다는 연구는 없다. 더구나 전자담배는 담배처럼 오랜 연구를 거친 제품도 아니고 현재 제대로 된 연구도 없으므로 마치 안전한 것처럼 광고하는 것은 옳지 않다. 전자담배 역시 니코틴이 포함된 것이 있고, 여러 가지 성분이 검출되기 때문에 권장할 수는 없는 제품이다. 이 때문에 정부에서는 전자담배도 담배와 똑같이 규제하고 건강증진기금을 부과하는 법안을 제출한 상태이다.

여성호르몬제는 유방암, 자궁내막암, 심장질환, 뇌혈관질환 등을 유발할 수 있으므로 꼭 필요한 경우가 아니면 쓰지 않는 것이 원칙이다. 폐경기 증상이 심한 초기 4년 내외는 써도 되지만 폐경기 증상이 심하지 않으면 쓸 이유가 없고 더욱이 5년을 넘게 오래 쓰는 것은 꼭 필요한 경우가 아니면 권장되지 않는다. 폐경기 증상이 심한 여성이 여성호르몬제를 쓰는 것을 피할 필요는 없지만 5년 이상 쓰는 것에 대해 별문제 없는 것처럼 권하는 것도 잘못이다.

로봇수술도 장점이 있지만 단점도 있으며 수술결과가 더 좋다는 것은 아직 입증되지 않았다. 향후 많은 객관적인 연구를 통해 입증되어야 할 것을 미리 예단해서 권하는 것은 옳지 않다. 더구나 천만 원이 넘고 보험이 되지 않는 치료법을 확실한 근거도 없이 권하는 것은 상업화된 의료의 단면을 보여주는 현상이다.

의사들 중, 그리고 한의사나 약사, 간호사나 자칭 건강도사인 사람들이 이런 근거 없는 사실을 권하는 이유는 어떤 경우 몰라서 그럴 것이다. 근거 있고 검증된 사실을 새로 배우지 않았기 때문이다. 요즘처럼 건강관련 기사가 많고 인터넷으로 검색하고 문의할 수 있는 시대에는 특정 문제에 대해서 의사보다 더 많이 아는 환자도 있다. 의사는 평생 공부해야 하는 직업인데 이를 게을리하면 한물 간 지식으로 거드름을 피우는 우스운 꼴이 연출된다. 또 어떤 경우는 이기주의, 혹은 전문가 중심주의(professionalism)가 과도해서 근거 없는 권고를 하기도 한다. 자신에게 이득이 있는 방향으로 강하게 옳다고 얘기하지만 객관적인 연구에서는 그렇지 않은 경우이다. 고혈압 환자를 많이 보는 의사가 고혈압에 대해서 가장 근거 있는 얘기를 하지 않을 수 있다. 심장수술을 많이 한 의사가 고도의 전문성을 필요로 하는 심장수술에 대해 가장 정확한 얘기를 하지 않는 경우도 있다. 비뇨기관 전문의는 수술하라고 하지만 삶의 질이나 수술 성적을 고려하면 수술이 꼭 답이 아닐 수 있다. 약에 대해서 가장 잘 아는 약사가 약과 관련된 견해를 말할 때 꼭 증거에 중심을 두거나 국민 편에서만 얘기하지 않으며, 로봇수술을 가장 많이 하는 의사가 권고하는 로봇수술이 가장 적합한 치료가 아닐 때도 있다. 환자를 위한 최선의 결정보다는 이기적인 결정을 하거나 자신이 최고라는 과도한 전문가 중심주의에 경도되어 의견을 피력하는 경우도 있다. 그러므로 환자와 보호자들이 중요한 결정을 앞두고 2차 의견을 구하는 것은 필요하다. 소위 유명하다는 의사를 찾는 것이 이해는 된다. 문제는 그런 대형병원, 대학병원 의사라고 해서 항상 최선의 결정을 하는 것은 아니며 때로는 직능이기주의, 전문가 중심주의의 굴레에서 벗어나지 못한다는 점이다.

이런 사실을 국민들도 알고 있다. 국민들은 각 상황에서 정확하게 판단할 수는 없지만 소위 전문가라는 사람들이 권하는 것이 항상 옳지는 않으며 또한 국민 편에서 최선의 선택을 하도록 돕기보다는 자기 이익이 앞선다는 것도 느끼고 있다. 그러므로 국민들은 불안하고 그중 일부는 '사(師)'자 들어가는 사람들을 허가받은 도둑놈으로 매도하기도 한다. 하지만 내가 아는 대부분의 전문가들은 이런 얘기를 들으면 억울하다. 일부 미꾸라지가 도랑물을 더럽힌다고 볼멘소리를 한다.

국민들은 때로 당혹스럽다. 의사들마다 얘기가 다르고, 정부의 공신력이 있는 기관인 식품의약청에서 허가받은 것이라고 선전하는 각종 건강기능식품에 혼란스럽다. 전문가마다 다른데 당장 필요한 치료는 어떻게 받아야 하고 걱정되는 질병 예방은 어떻게 해야 하나?

나는 이렇게 얘기하고 싶다. 근거 있다고 확정된 것이 아니면 하지 말라고. 꼭 필요한 약이 아니면 복용하지 말고, 꼭 도움이 된다는 증거가 없는 건강식품은 먹지 말라고 권하고 싶다. 믿을 만한 주치의 같은 의사가 있다면 그와 상의하고 아니면 여러 의사가 같은 말을 하는 치료법을 선택하라고 권하고 싶다. 주변의 한두 사람이 효과를 보았다고 해서 믿지 말고 근거 있는 치료법인지 확인하라고 권하고 싶다.

아무튼 최근 연구는 비타민제를 열심히 복용한 사람들이 그렇지 않은 사람보다 평균수명이 몇 달 정도 짧아진다고 하니 그동안 비타민제를 신봉해오던 사람들은 얼마나 당황스러울까? 우리 몸의 건강을 상업적인 광고에 맡기지 말고 보편적이고 근거 있는 건강법에 따르는 지혜를 갖기 바란다.

행복한 건강여행 26

잘못 알려진
건강상식이
많아도 너~무 많아

건강과 관련된 정보가 난무할수록 정확한 건강상식을 갖는 것이 중요하다. 현재도 잘못 알려진 건강상식이 참 많다.

- 음식은 조금씩 나누어 먹는 것이 좋다.
- 위에 있는 헬리코박터는 꼭 없애는 치료를 해야 한다.
- 비타민이나 영양제를 따로 보충하면 건강에 좋다.
- 우유를 마시면 요로결석에 잘 걸린다.
- 감기를 빨리 낫게 하려면 주사를 맞아야 한다.
- 피곤할 때는 링거(링게르) 한 병이 최고다.

- 손발이 차거나 어지러우면 혈액순환이 안 되는 것이다.

위에서 열거한 모든 말이 잘못 알려진 건강상식이다. 정확한 건강상식은 아래와 같다.

- 음식은 특별한 경우를 제외하고 하루 3끼만 먹는 것이 가장 좋다.
- 위에 있는 헬리코박터를 꼭 없애야 하는 사람은 많지 않다.
- 비타민은 보충하면 수명이 단축된다.
- 요로결석은 우유를 마시지 않는 사람에게서 흔하다.
- 감기는 주사를 맞는다고 빨리 낫지 않는다.
- 피곤할 때 링거 한 병은 밥 한 끼보다 못하다.
- 손발이 차거나 어지러운 것은 혈액순환의 문제가 아니라 체질적인 이유나 빈혈, 내이 등의 문제다.

이렇듯 완전히 반대의 상식을 갖고 있는 사람이 적지 않다.

식사는 하루 3끼만 하는 것이 좋다. 만약 육체노동자나 운동선수라면 간식을 먹어도 좋다. 지금도 농촌에서 한창 일하는 시기에는 새참을 먹는다. 워낙 신체활동이 왕성해서 에너지 소비가 높은 경우 간식은 도움이 되고 아무런 문제가 없다. 문제는 보통 사람들이다. 심한 육체노동이나 운동을 하지 않는데 간식을 먹다보면 여러 가지 문제가 생긴다. 식간에 먹는 간식은 인슐린의 분비 횟수를 늘리는데 이 인슐린이 문제다. 인슐린은 우리 몸 췌장의 베타세포에서 분비되는 호르몬으로 핏속의 당을 우리 몸의 세포가 쓸 수 있도록 돕는 매우 중요한 역할을 한다. 하지만 인슐린은 지방의 분해를 막기 때문에 인슐린이 자주, 그리고 많이 나오면 나올수록 지방세포는 늘어간다. 또한 인슐린은 혈관벽의 세포의 크기를 키우고 혈관벽도 두껍게 하기 때문에 식후에만 2~3시간 나오고 그다음 식사 때까지는 분비되지 않는 것이 좋다. 따라서 간식을 자주 하게 되면 그때마다 인슐린이 나와서 지방 분해를 방해하기 때문에 나쁘다. 식후 디저트도 식사의 한 과정으로 해야 한다.

다시 한 번 강조한다. 하루 3끼 이상의 식사를 하거나 간식을 먹어야 하는 사람은 신체 에너지 소비가 높은 경우나 위절제수술을 받은 사람, 인슐린 치료를 받는 일부 당뇨병 환자에만 해당된다.

위에 있는 헬리코박터에 대한 걱정을 하는 사람들이 많다. 헬리코박터 파이로리균 관련 연구로 노벨의학상을 수상한 베리 마셜(Barry J. Marshall) 박사의 주장 때문에 너무 많은 사람들이 헬리코박터를 걱정한다. 현재 우리나라 성인 중 60~70%가 위에 헬리코박터 파이로리균이 있는데 그렇다면 우리나라 사람 수천만 명이 모두 이 세균이 있는지를 검사해야 할까? 그리고 있다면 항생제 2종과 위산분비억제제가 최대량 들어 있는 약을 1주 이상 복용해야 할까?

결론은 "아직 아니다"라는 것이다. 현재까지의 지침은 현재나 과거 소화성 궤양을 앓지 않은 사람이라면 굳이 헬리코박터 파이로리균을 없애는 제균요법을 받지 않아도 된다. 즉, 위에 헬리코박터 균 관련 질병을 갖고 있거나 소화성 궤양을 앓는 사람만이 이 균을 없애는 치료의 대상자가 된다. 나머지 사람들은 이 균을 갖고 있어도 괜찮다는 얘기이다. 마셜 박사의 경우에는 서양인에게 해당되는 것을 너무 쉽게 동양인에게 일반화시켰다. 서양인에게 헬리코박터 파이로리균은 발암물질과 똑같이 위험천만한 세균이다. 한국인을 대상으로 한 연구 결과는 그렇지 않다. 위에서 설명한 특별한 경우 이외에는 헬리코박터를 없앨 이유가 없다. 헬리코박터를 갖고 있건 아니건 위암을 막는 건강습관인 금연, 절주, 신선한 야채와 과일 섭취, 너무 짠 음식이나 태운 고기 먹지 않기를 잘 실천하고, 40세부터 2년에 한 번 위내시경검사를 받으면 만에 하나 생기는 위암을 조기발견할 수 있다.

비타민이 아무리 좋다고 따로 보충할 이유는 없다. 비타민 아니 영양제의 설명서를 보면 정말 그럴듯해 보일 것이다. 이런 것을 먹으면 못 고칠 병이 없고 몸이 약한 사람이 하나도 없을 것같이 선전한다. 그러나 그런 영양제를 복용하는 것이 몸에 좋다는 근거는 별로 없다. 오히려 영양제가 과잉 공급되면 부작용이 생길 가능성만 높아진다. 어떤 영양제도 비타민과 마찬가지로 역효과를 가져올 가능성이 있기 때문에 확실하게 필요한 사람이 아니면 복용하지 마라. 현재까지의 연구 결과는 비타민 챙겨서 먹는 사람의 수명이 그렇지 않은 사람보다 짧다는 것이다. 돈 버리고 몸 버린 것이다. 몸에 좋다는 비타민이나 영양제에 현혹되는 것은 건강을 매력적인 상품으로 만들어 파는 상업성이 그 뒤에 숨어 있다는 것을 모르기 때문이다.

우리에게 필요한 것은 영양제를 먹는 것이 아니라 균형 잡힌 식사를 잘하는 것이다. 균형 잡힌 식사란 적절한 체중을 유지하는 정도의 양과 탄수화물, 단백질(식물성 단백질과 동물성 단백질), 지방(식물성 지방과 동물성 지방), 채소와 과일, 우유 등을 골고루 먹는 것을 의미한다. 어떤 질병이 있거나 알코올 중독이거나 영양섭취에 문제가 있는 경우에는 비타민이나 영양제를 따로 보충할 필요가 있다. 이런 경우 담당 의사와 상의하면 된다. 그 외의 보통 사람의 경우 어른이고 아이고 비타민을 보충해야 할 이유가 없다.

한국인이 의사를 찾는 제일 흔한 이유는 감기이다. 평균 일 년에 5회 감기에 걸리고 한번 감기에 걸리면 한두 번은 병원에 간다. 병원에 가면 감기가 빨리 나을까? 감기에 특효약이 없고 감기를 일으키는 바이러스를 없애는 치료법이 아직 개발되지 않았다. 의사들이 사용하는 약들은 그저 증상을 좋게 하는 약에 불과하다. 즉 콧물이 나지 않게 하거나, 두통을 가라앉게 하거나, 가래를 삭이는 약이다. 감기에 항생제를 쓰는 의사들도 많은데 정말 감기라면 항생제가 전혀 필요 없다. 다만 세균성 인후염이나 편도선염 등이 의심되거나 감기의 2차 합병증이 생겼을 때는 항생제를 잘 써야 한다. 약으로 감기의 증상을 좋게 하면 감기가 낫는 것일까? 감기의 합병증인 급성부비동염(축농증)이나 중이염, 폐렴도 약으로 예방이 될까? 아니다. 감기는 우리 스스로의 저항력에 의해서 감기 바이러스를 이겨낸 후에야 좋아진다. 미리 항생제를 쓴다고 감기 합병증이 예방되지도 않는다는 것은 이미 세계적인 연구에서 밝혀진 것이다. 항생제는 오히려 내성균을 증식시켜서 더 나쁘다. 따라서 감기에 걸리면 충분한 휴식을 취하면서 적절한 영양과 수분을 공급하고, 증상이 심하면 의사의 진찰을 받고 증상을 줄여주는 약을 처방받아 복용하면 된다. 감기가 심하거나 잘 낫지 않는 경우에는 의사에게 한 번 정도 정말 감기인지, 다른 문제는 없는지 알아보고 약이 필요하면 처방받는 것이 좋다. 특히 노약자나 평소 만성질환을 갖고 있는 사람은 감기에 걸리면 의사의 진찰과 처방을 받는 것이 좋다. 하지만 보통 사람들은 자가 치료로 해결하면 된다.

한국인들 주사 좋아한다. 주사에 대해서 마술 같은 기대를 가지고 있다. 증상이 심할 때 주사를 맞아 증상이 확 가라앉기를 바란다. 실제 주사를 맞고 그렇게 증상이 좋아지는 경험을 할 수도 있지만 과연 꼭 주사를 맞을 필요가 있을까?

어떤 치료 방법이건 이득과 손해가 있기 마련이다. 손해가 전혀 없는 치료법은 그리 많지 않다. 주사는 혈액 속 약의 농도를 빨리 높여서 증상을 빨리 줄여주는 효과가 있다. 하지만 약을 빨리 주입하는 것 때문에 심각한 부작용이 생길 가능성도 같이 높아진다. 현재 약과 관련된 의료분쟁의 대부분이 주사제와 관련된 사고이다. 주사약을 사용하는 이유는 먹는 약을 쓸 수 없거나, 주사약 이외에 먹는 약이 개발되지 않은 경우로 한정하는 것이 원칙이다. 세계적으로 우리나라처럼 감기나 관절염 등 먹는 약을 쓸 수 있음에도 주사를 많이 쓰는 나라는 없다. 감기약으로 쓰는 주사는 대개 진통소염제나 항생제이다. 이것으로 감기를 치료할 수 없고 이 정도의 효과는 먹는 약으로도 충분히 얻을 수 있다. 보통 병을 치료하거나 증상을 줄여주기 위해 주사제를 쓰는 것은 마치 출퇴근하는 데 대중교통을 이용하거나 승용차를 타면 될 것을 덤프트럭을 타는 것과 같이 격이 맞지 않고 위험한 것이라는 점을 강조하고 싶다.

한번 요로결석에 걸리면 우유나 우유제품을 안 먹는 사람들이 많다. 오히려 반대로 우유제품을 먹어야 요로결석이 예방되는데 말이다. 요로결석은 소변이 만들어져서 나가는 길에 돌이 생겼다는 뜻인데 실제는 돌과 같은 성분도 아니고, 돌처럼 단단하지도 않다. 단지 소변의 성분 중에 칼슘, 수산, 요산 등이 반응해서 찌꺼기를 형성해 뭉친 것뿐이다. 요로결석은 선천적인 이상, 혹은 섭취하는 음식 때문에 칼슘이나 요산이 과도하게 소변으로 배출되거나 요로에 어떤 감염이 생기면 잘 생긴다. 소변은 우리 몸의 대사에서 생긴 노폐물과 필요 없는 영양소를 내보내는 일종의 하수구와 같은 역할을 하는 곳인데, 이 하수구에 물이 너무 적게 흐르면 그만큼 찌꺼기들이 뭉쳐 돌이 생길 기회가 증가하게 되어 요로결석이 잘 생긴다.

날씨가 더워지면 요로결석 환자들이 늘어나는데, 그 이유는 땀은 많이 흘리는데 수분 보충이 없는 경우 소변양이 줄어들게 되어 찌꺼기들의 농도가 올라가 이것들이 뭉쳐서 요로결석을 만들 기회가 늘어나기 때문이다. 따라서 하수구에 적당한 물이 계속 흐르는 것이 필요하듯 신장에서 방광으로 적당한 양의 소변이 계속 흐르도록 하는 것이 필요하다. 평소에 물을 충분히 마시는 것은 요로결석을 예방하는 데도 효과적이다. 요로결석을 예방하기 위해서는 물을 많이 마시고 몸을 많이 움직여야 한다. 특히 땀을 많이 흘려 소변양이 줄어들 가능성이 높은 여름철이나 운동을 많이 한 후에는 흘린 땀의 양보다 많은 물을 보충해야 한다. 신장결석 중에는 칼슘을 적게 섭취해야 하는 경우도 있지만 한국인들이 걸리는 대부분의 요로결석은 칼슘을 충분히 섭취하는 것이 오히려 결석을 예방한다. 요로결석의 85%는 수산칼슘결석인데, 수산칼슘은 채소에 많이 들어 있는 수산과 칼슘이 결합한 것이다. 그런데 음식으로 섭취한 칼슘은 장내에서 수산과 결합해서 대변으로 배설시키기 때문에 소변으로 빠져나가는 수산을 적게 하는 효과가 있다. 즉 칼슘은 결석의 재료가 되는 수산의 소변 배출을 줄이는 효과가 있다. 요로결석을 앓을 때 우유를 마시면 안 된다고 알고 있는 사람들이 많다. 오히려 우유를 적당히 마셔야 수산이 대변으로 잘 배출되고 소변으로는 적게 배출되어 요로결석이 예방된다.

과연 피곤할 때는 링거 한 병이 최고일까? 전혀 아니다. 피곤의 이유가 첫째는 육체적, 정신적 과로요, 둘째는 우울증이요, 셋째는 질병이 있기 때문이다. 첫째, 우리 몸은 한계가 있는데 육체적이든, 정신적이든 과로하면 피곤한 것이 당연하다. 누구나 때로 과로할 수 있지만 반드시 회복의 기회를 주어야 한다. 과유불급(過猶不及), 지나쳐서 좋은 것은 세상에 없다. 두 번째 피곤한 이유는 우울증이다. 만일 어떤 사람이 피곤함을 포함하여 여러 가지 불편한 증상을 호소하지만 병을 발견할 수 없다면 우울증이라는 병이 숨어 있는 경우가 많다. 우울증의 증상은 피로와 무력감, 원기부족, 의욕 감퇴, 절망감 등이다. 우울증도 신체의 병과 같이 진단을 받고 약물을 복용하면 치료되는 병이다. 가족이나 주위 동료들 중에 평상시 하던 일을 잘 못하고, 여기저기 아프다고 하고, 자신과 다른 사람에게 심하게 실망하고, 또 스스로 과도한 죄책감을 느낀다면 한번쯤 우울증을 생각해보고 의사의 진료를 받도록 도와주어야 한다. 셋째 진짜 병이 있을 수 있다. 당뇨병, 결핵, 간질환, 암 등 사람 피곤하게 하는 병은 많다. 하지만 실제 이런 병 때문에 피곤할 확률은 그리 높지 않다. 피곤함이 설명이 안 될 때는 기본적인 검사를 받아서 이런 병이 있는지 확인하면 충분하다.

기력이 없다고 링거 한 병 맞으려고 하지 마시라. 링거 한 병은 고작 밥 한 끼의 영양도 되지 않는다. 기력이 없다고 느낀다면 육체적, 정신적 과로는 아닌지, 우울증은 없는지, 그리고 어떤 질병이 숨어 있는지 살피는 것이 우선일 것이다.

손발이 차거나 어지러우면 혈액순환이 안 되는 것일까? 아니다. 건강과는 상관없이 체질적인 이유가 가장 많다. 어떤 사람은 손발이 따듯해서 추운 날에는 애인의 차가운 손을 데워주어 사랑을 받지만, 어떤 사람은 손이 차다 못해 아프기까지 하다. 이렇게 손발이 찬 사람은 아주 더운 날이나 목욕탕에 오래 들어가 있을 때를 제외하고는 항상 차다. 이런 사람 중에는 한의사나 약사에게 소위 '수족냉증'이라는 진단을 받고 한약이나 건강식품을 권유받은 경험이 있을 것이다. 하지만 그런 방법으로 손발 찬 것을 근본적으로 고치는 사람이 얼마나 될까? 우선 강조하고 싶은 것은 손발이 찬 것은 체질적인 이유이고 건강과 관련 있는 경우는 일부 특수한 질병 이외에는 없다는 것이다. 손발이 찬 현상은 우리 몸이 체온을 외부로 뺏기지 않으려고 혈관이 과도하게 수축해서 일어나는 생리적인 현상이다.

손발이 찬 병중에 드물게 말초혈관에 동맥경화가 있거나 레이노드 증후군 같은 문제를 갖고 있는 사람이 있다. 이런 사람은 추위에 노출되면 아주 심하게 손발이 아프거나 새파랗게 변하기도 한다. 동맥경화 때문에 혈관이 좁아지는 경우는 고혈압이나 고지혈증이 있거나, 또는 담배를 피우는 사람에게서 잘 생긴다. 광부나 도로공사 인부가 사용하는 굴착기처럼 진동이 심한 기계를 많이 쓰는 직업을 가진 사람 중에 혈관이 과도하게 수축하는 레이노드 증후군이 올 수 있다.

손발이 차면서 약간 어지럽거나 기력이 없으면 몸 전체에 혈액순환이 안 되는 것으로 확대 해석하는 경우도 있다. 제약회사에서 만든 은행 나뭇잎 추출물과 같은 혈액순환 개선제는 엄청난 매상을 올리고 있고, 한의사나 건강식품을 파는 사람들 중에는 소위 혈액순환 개선제라는 명목으로 한약재, 건강식품, 기공체조 등 각종 건강요법을 권하고 있다. 이런 권고를 모두 무시하는 것은 아니지만 혈액순환 장애라는 말을 너무 쉽게 쓰는 것은 경계하고 싶다. 손발이 저리고, 어지럽고, 기력이 떨어진다는 증상만으로 혈액순환이 안 된다고 진단하는 것은 무리이다. 사람마다 생리적인 차이일 뿐이다. 이런 증상을 무슨 큰일이라도 난 것처럼 보약이나 혈액순환 개선제, 영양제, 보약 등 여러 약을 권하는 것은 의학적인 근거도 없고 실제 효과가 없다.

손발이 찬 것이 갑자기 시작되었거나 일하는 데 잠자는 데 불편할 정도이면 의사의 진찰을 받고 필요한 검사를 받기 바란다. 하지만 그 정도가 아니라면 운동과 따뜻한 목욕을 권하고 싶다. 운동은 에너지를 방출하고 혈관을 확장하는 효과가 있다. 또한 평상시 에너지 발생을 높게 하기 때문에 손발까지 혈액순환을 늘려주는 효과가 있다. 이런 효과는 운동이 주는 수 많은 효과 중에 하나이므로 꼭 규칙적인 운동을 권한다. 아울러 목욕도 손발이 찬 분에게 도움이 된다. 전신욕도 좋고 손이나 발만 부분적으로 10~15분 정도 따뜻한 물에 담그는 것도 좋다. 물의 온도는 손을 담갔을 때 따끈하면서 기분이 좋을 정도로 섭씨 약 40도 정도다. 손발이 찬 것을 심각한 병과 연관 짓지는 말자. 사람마다 체질적인 이유 때문이다. 환경에 적응하는 특별한 체질일 뿐이다.

위에서 7가지의 잘못 알려진 상식에 대한 예를 들었다. 이 외에도 참으로 많은 잘못된 건강 정보를 갖고 있는 사람들이 많다. 나는 5년 전부터 매일 오전 10시부터 시작하는 KBS 1라디오 '라디오주치의'에서 매주 수요일 '건강상식의 허와 실'을 이충헌 기자와 함께 진행해오고 있다. 바로 이처럼 잘못 알려진 건강상식을 바로잡기 위해서이다. 의사의 말보다는 이웃집 아줌마의 말을 더 믿는 세태가 개탄스럽다. 그 책임의 일부는 의사들에게 있지만 우리 사회가 선진사회로 가려면 사회 전반에서 상식이 통해야 한다. 의학도 마찬가지다. 과학적으로 검증된 것, 더 잘 기획된 연구를 통해서 증명된 것, 상업적인 이익에 경도된 정보가 아니라 진정 국민 편에 서서 권고하는 것을 잘 선별하는 지혜가 필요한 때이다.

행복한 건강여행 27

항암능력을 키우는
항암밥상을 차리자

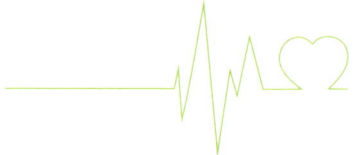

　　　　　　　　　　　　과유불급(過猶不及)! 지나침은 모
자람만 못하다. 에너지도 마찬가지다. 우리 몸에 필요한 에너지 이
상의 과잉 공급은 고혈압, 당뇨병, 고지혈증 등 대사질환뿐만 아
니라 대장암, 유방암, 자궁내막암, 식도암의 위험도를 증가시킨
다. 더구나 과잉 칼로리가 과도한 지방 섭취로 이루어지면 더욱
위험하다. 지방은 우리 몸에서 에너지 과잉을 일으켜 비만의 원인
이 되고, 동시에 암의 위험도를 증가시키게 된다. 고지방식은 대
장암, 유방암, 직장암, 자궁내막암 등의 위험도를 높인다. 그렇다
고 지방이 나쁜 것만은 아니다. 지방의 종류에 따라서는 우리 몸
에 유익한 효과를 내는 것도 있다. 유방암과 전립선암, 대장암의

경우 동물성 지방을 많이 섭취하면 증가하지만, 생선기름에 의해서는 감소한다. 이는 생선기름에는 오메가-3 지방산인 EPA(에이코사펜타엔오익산eicosapentaenoicacid)와 DHA(도코사헥사엔오익산 docosahexaenoic acid)와 같은 불포화지방산이 들어 있기 때문이다. 이 외에도 몸에 좋은 필수지방산으로는 옥수수기름, 콩기름, 올리브유, 포도씨유, 참기름, 들기름 등에 많이 들어 있는 리놀레산인 오메가-6 지방산도 있다. 이런 유익한 지방은 땅콩, 호두와 같은 견과류에도 많이 들어 있다. 따라서 지방이 우리가 섭취하는 전체 칼로리의 15~20%를 차지하고 동물성 지방이 반을 넘지 않도록 하는 것이 건강에 좋다.

암 예방을 위해 중요한 것은 발암물질이 들어 있는 음식은 피하고 암을 예방하는 물질이 들어 있는 음식을 많이 섭취하는 것이다. 암을 유발하는 음식으로는 고지방 식사 자체 이외에도 육류나 생선을 높은 온도에서 조리할 때 생기는 발암물질도 문제다. 육류나 생선에 고온을 가하면 생기는 물질 중에 HCAs(헤테로사이클릭 아민heterocyclic amines)라고 하는 물질이 있는데 이 물질은 식품 중 아미노산이나 단백질의 열분해에 의해서 발생한다. 태운 고기나 생선, 일부 햄버거 등 가열 가공식품 등에서도 발견된다. 그러나 우유, 달걀, 두부, 내장 등과 같은 단백질 식품을 조리할 때는 거의 발생하지 않는다. 조리방법에 있어서는 튀기거나 굽는 요리 등과 같이 높은 온도(200~250도)에서 조리하는 경우 많이 발생하며, 100도 이하에서 찌거나 끓이는 요리에서는 발생하지 않는다.

또한 PAHs(다환 방향족 탄화수소polycyclic aromatic hydrocarbons)도 문제가 된다. 석유와 석탄 등의 화석연료, 목재나 연료가스나 종이 등의 불완전연소나 열분해, 화재, 식품의 탄화, 담배 연기 등에 의해 발생한다. 음식 조리 시에는 육류의 기름이 불 속으로 떨어지면 음식에 닿는 연기와 불꽃에 의해 생성된다. 이런 발암물질은 고기를 석쇠에 굽거나 바비큐를 하거나 기름에 튀길 경우 많이 발생할 수 있다. 발암물질에는 엔-니트로소(N-nitroso)화합물이 있는데 이 물질은 식품 중에 존재하는 아민(amine)이 식품이나 첨가물의 아질산과 제조, 가공 또는 보존 중에 반응하여 생성되거나, 주로 육류에 들어 있는 아민이 위장관 내의 산성조건에서 침 속에 존재하는 아질산과 반응하여 생성된다. 이 화합물은 식도암, 위암, 간암, 폐암, 그리고 백혈병을 일으킨다. 오랫동안 소금에 절인 염장식품 자체에서는 특정한 화학물질이 검출되지는 않았으나 이런 음식을 많이 먹으면 위암에 걸릴 확률이 높아진다. 하지만 한국인이 많이 먹는 김치나 된장은 해당되지 않으며 된장국은 오히려 위암을 예방하는 효과를 갖고 있다.

암을 예방하려면 발암물질이 들어 있는 음식은 피하고 암을 예방하는 음식을 자주 먹어야 한다. 암을 예방하는 대표적인 음식이 항산화제(antioxidants)이다. 우리 몸 세포의 대사과정 중에 유리기(자유 라디칼: free radical)라는 물질이 생성되는데 이 물질은 때로 세포내 DNA, 단백질, 지질 등을 공격하여 손상을 입힌다. 그런데 음식 중에 포함된 항산화제는 이 유리기에 의한 산화적 손상을 막아주고 암의 위험도를 낮추어 준다. 이런 항산화제 중에 대표적인 것이 비타민 E이다. 비타민 E는 지용성 비타민으로 유리기를 제거하여 세포막에 존재하는 불포화지방산의 산화를 막아주는 역할을 한다. 하지만 성인은 비타민 E가 결핍되는 경우는 거의 없고, 오히려 하루 500mg 이상 섭취하였을 경우, 백혈구 기능 손상이나 비타민 A, K의 흡수를 방해할 수 있다. 다른 비타민제도 따로 복용할 이유가 없지만 비타민 E를 보충하는 것은 더욱 좋지 않다. 오히려 식물성 기름, 땅콩, 아스파라거스 등과 같은 비타민 E가 풍부한 음식을 충분히 섭취하는 것이 중요하다.

항산화제 중 하나인 비타민 C는 유리기를 제거하는 항산화제 역할뿐만 아니라 상처회복, 면역성 강화, 철분의 흡수 증진 등에도 관여한다. 비타민 C의 섭취량이 많을수록 위암, 구강암, 식도암, 폐암, 췌장암의 위험도가 내려간다. 하루 권장량은 2,000mg 정도인데 비타민 C가 풍부한 음식에는 감귤류, 오렌지 주스, 토마토, 감자, 시금치, 풋고추, 완두콩, 열무, 수박 등이 있다. 이런 음식을 매 끼니 한 가지 이상 먹어야 한다. 비타민 C는 산소, 빛, 열에 쉽게 파괴되므로 보관에 주의가 필요하며 항상 신선한 생채소와 생과일을 먹는 습관이 좋다. 항산화제로 카로티노이드(carotenoids)라는 물질이 있는데 카로티노이드는 주로 오렌지색, 녹황색, 붉은색 식물에 많이 들어 있다. 이 중에서 비타민 A의 전구체인 베타카로틴이 많이 들어 있는 음식은 당근, 늙은 호박, 망고, 브로콜리, 시금치 등이다. 그러나 베타카로틴을 보충제로 과량 복용한 경우 오히려 암의 발생이 증가했다는 보고도 있으므로, 보충제로 과량 섭취하는 것보다는 음식을 통해서 섭취하는 것이 바람직하다. 항산화제 중 광물질인 셀레늄(selenium)이 있는데 셀레늄은 항산화효소의 구성성분으로 전립선암, 폐암, 대장암의 위험을 낮춘다. 이 무기질은 주로 어패류, 육류, 내장류, 전밀, 견과류에 많이 들어 있다.

한국인이 많이 먹는 식이섬유소(dietary fiber)는 위장관에서 분해되지 않아 체내로 흡수되지 않으면서 장내 독성물질을 흡수하고, 대변을 적당히 무르게 만들어 변비를 예방하며 대장암을 예방한다. 주로 곡류, 과일, 채소 등에 많이 들어 있다. 섬유소가 많은 음식을 섭취하면 대장암 발생을 25% 감소시킨다. 시래깃국이나 각종 나물이 얼마나 좋은 음식인가?

최근 암 예방의 중요한 물질로 대두되고 있는 것이 파이토케미

컬(phytochemical)이라는 물질이다. 파이토케미컬은 과일, 채소, 곡류 등의 식물에 함유되어 있는 생리활성을 지닌 자연물질을 의미한다. 이는 주로 과일이나 채소의 색과 많은 관련이 있으며, 다양한 색의 과일과 채소를 섭취하는 것이 암이나 심장질환 같은 만성질환에 걸릴 위험성을 낮춘다고 알려져 있다. 붉은색을 띠는 토마토, 수박에 많이 들어 있는 라이코펜(lycopene)은 전립선암, 폐암, 위암을 억제하는 것으로 보고되고 있으며, 콩에 많이 들어 있는 이소플라본(isoflavones)은 페놀의 일종으로 여성호르몬 중 에스트로겐과 비슷한 구조를 가지고 있어 폐경 전 여성에서 에스트로겐 대사를 변화시켜 항암효과를 나타내는 것으로 보고되었다. 마늘, 양파, 부추, 파 등의 채소에는 알릴황화합물(allylic sulfur compounds)이 들어 있어 암세포의 성장을 억제할 수 있다. 이 물질은 마늘을 까거나 잘랐을 때 항암성을 갖게 되는데, 껍질을 벗긴 이후에 바로 요리를 할 경우에는 그 효과를 잃어버리기 때문에, 껍질을 제거하고 15분 정도 후에 요리하는 것이 좋다. 하지만 전문가들은 이렇게 몸에 좋은 마늘도 보조제를 통해 의도적으로 많이 섭취하기 보다는 음식을 통해 충분히 섭취하는 것을 권하고 있다. 브로콜리, 양배추, 배추, 무 등에 포함되어 있는 이소시오시아네이트(isothiocyannates)는 발암물질을 해독하여 항암효과를 나타내는 것으로, 전립선암, 유방암, 방광암, 폐암 등의 위험도를 낮춘다.

일상에서 암을 예방하는 식사법을 알고 제대로 챙겨먹는 것은 쉽지 않은 문제다. 그러나 항암능력을 키우는 것이라면 최대한 노력해야 한다. 에너지 과잉이 되지 않도록 음식의 양을 조절하고, 태운 음식은 피하고, 지방이 많은 동물성 음식은 적게 먹고, 적당한 양의 생선과 식물성 기름을 섭취한다. 아울러 섬유소가 많은 곡류와 야채, 과일을 많이 먹는 습관을 들이고, 다양한 색깔 음식을 먹는 것이 암을 예방하는 식사법이다.

행복한 건강여행 28

먹는 것에
혁명을!

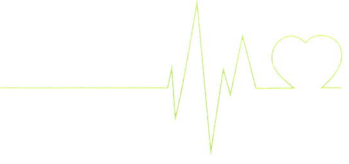

　　　　　　　　　　　인간은 누구나 자신의 욕구가 쉽게 충족되기를 바란다. 뇌 전두엽의 쾌락중추는 적은 노력으로 쉽게 즐기려고 한다. 오락이나 담배나 술, 마약에 중독되는 사람들이 바로 이런 인간의 특성을 보여주는 극단적인 예이다. 사회적으로 건전하고 개인적으로도 몸과 마음에 도움이 되는 방법을 통해서 좀 느리지만 오래 가는 행복을 얻는 방법에 대해서는 대단히 따분하게 생각한다. 건강이라고 해서 달라질 것은 없다. 이들은 건강하고자 하는 욕구를 한두 가지 방법으로 쉽게 달성하기를 바란다. 그래서 각종 건강식품, 상업화된 건강법 등 한 가지만 잘하면 건강해진다는 방법에 쉽게 현혹된다. 하지만 이런 방법은 세상에 없다. 모두 상업화된 의료나 상술일 뿐이다.

건강을 결정하는 것 중 가장 중요한 것 두 가지만 고르라면 잘 먹는 것과 금연이다. 많은 연구에서도 균형 잡힌 식사를 하고 금연하는 것이 건강에 가장 좋다는 것을 말해주고 있다. 그런데 현대인들은 영양 과잉에 노출되어 있다. 현대의 많은 건강 문제가 먹는 것과 연관되어 있다. 대사증후군과 심장질환, 뇌혈관질환, 각종 암이 모두 먹는 것과 관련이 깊다. 우리나라 사람들의 질병은 점점 더 서양 사람들을 닮아가고 있다. 바로 먹는 것이 비슷해지기 때문이다. 우리가 갖고 있는 고유의 장점을 살리고 서양 사람들의 좋은 점을 배워야 최선인데 현재 먹는 것은 그렇지 못하다. 먹는 것과 관련되어 혁명에 가까울 정도로 급격한 그리고 매우 중요한 변화가 필요한 사람들이 참으로 많다. 그러니 식사혁명을 통해 건강 수준을 확 높일 필요가 있다.

식사혁명의 첫 번째는 너무나 간단하고 명확하다. 골고루, 적당히, 제때에 먹는 것이다. 여러 가지 제철 음식을 위주로 다양하게 먹으라는 것이다. 이런 내 주장에 반대되는 주장이 채식주의와 원푸드 다이어트(one food diet)이다. 최근 건강법의 하나로 먹을거리에서 고기를 뺀 채식주의자들이 늘어나고 있는데 과연 옳은 선택일까? 적어도 완전한 채식주의자는 아니더라도 적어도 고기를 먹지 않는 사람이 늘어나고 있는데 과연 이런 결정이 건강에 도움이 될까? 한때는 황제 다이어트라고 해서 고기만 먹는 다이어트가 유행하더니 이제는 고기를 먹지 않고 레몬주스만 마시는 채식주의가 유행한다. 참으로 대한민국은 '다이내믹 코리아'이다. 하루도 빠지지 않고 유행이 유행을 물고 급변하는 나라이다. 고기를 먹지 않으면 환경운동 차원에서도 좋다는 점은 이해한다. 곡식을 그냥 먹는 것이 그 곡식을 동물에게 주고 고기를 먹는 것보다 효율이 5배란다. 더구나 사육 동물에서 나오는 이산화탄소, 메탄가스 등이 지구 환경에 미치는 영향 등을 고려하면 채식주의가 좋을 것 같다. 바야흐로 채식이 새로운 트렌드이다.

　채식을 고기를 안 먹고, 풀만 먹는다는 것으로 단순하게 생각할 게 아니다. 채식주의자도 세분화돼 있다. 동물성 식품은 일절 먹지 않는 채식주의자를 '비건(vegan)'이라고 하는데 이런 완전한 채식주의자가 진정한 채식주의자라고 고집하는 분들도 있다. 하지만 계란과 우유제품까지는 먹는 락토 오보 베지테리안(lacto-ovo-vegeterian), 육고기는 먹지 않지만 생선은 먹는 페스코 베지테리안(fesco-vegeterian), 여기에 닭고기는 먹는 폴로 베지테리안(polo-vegeterian)도 있다. 모두 각 개인의 취향이므로 존중해주어야 한다.

　그런데 정말 채식주의자가 되면 건강이 좋아질까? 답은 그럴 수도 있고 아닐 수도 있다. 우선 육류를 먹지 않으면 동물성 지방에 많이 있는 포화지방산을 덜 먹을 수 있어서 복부비만 개선, 동맥경화 예방, 심뇌혈관질환 예방 등 좋은 효과를 기대할 수 있다. 특히 최근 비만해지거나 건강검진을 받았을 때 대사증후군이 있다거나 혈당이 올라간다거나 성인병 주의보를 통보받은 분이라면 한 번은 이제까지의 식사법을 혁명적으로 바꿀 필요가 있다. 이런 사람에게 채식주의는 훌륭한 대안이 될 것이다.

하지만 채식주의를 하면 오히려 건강을 해칠 수 있다고 생각하는 사람도 있다. 비건과 같은 완전한 채식주의라도 제대로 잘 실천하면 건강에는 이상이 없다. 식물성 단백질이나 견과류는 충분한 단백질, 지방을 포함하고 있기 때문에 영양 부족에 걸리지는 않는다. 식물성 식품에도 단백질과 지방은 충분히 있다. 문제는 영양의 기본 개념이 부족한 사람이 무턱대고 채식만 하는 경우이다. 이러다보면 체중은 줄고 콜레스테롤이나 혈당은 떨어져서 좋은데 근육과 뼈가 줄어들고 골다공증으로 이어진다. 면역력도 떨어져서 더 심각한 병에 걸릴 수도 있다. 따라서 영양 섭취의 기본을 잘 지키는 것이 채식주의보다 더 중요하고 우선되어야 할 일이다. 그 영양 섭취의 기본이란 것이 바로 골고루, 적당히, 제때에 먹는 것이다. 개인적 취향 때문에 특정한 음식을 먹지 않는 것은 존중하지만, 그 취향이 개인의 건강을 해칠 정도로 영양이 부족해서는 안 될 것이다. 탄수화물, 단백질, 지방, 충분한 야채와 과일을 모두 매 끼니마다 먹는 것이 가장 이상적이다. 채식을 어쩌다 한 번 하는 것은 바람직하지 않다. 그래서 평소 채식을 하는 사람도 곡류와 식물성 단백질, 견과류와 같이 열량이 있고 탄수화물, 단백질, 지방, 비타민이 있는 식품을 골고루 먹어야 건강하다. 탄수화물은 곡류나 과일로 주로 섭취하게 되고, 단백질은 콩류에서 주로 섭취하지만 동물성 단백질이 50%를 넘지 않으면 자주 먹어도 좋다. 지방은 식물성 기름이나 견과류에서 섭취하면 좋지만 동물성 지방이 50%를 넘지 않으면 문제가 안 된다.

완전한 채식주의자인 비건을 선택한 사람의 결정을 존중할 수밖에 없지만 균형 잡힌 영양 섭취가 생각보다 쉽지 않다는 점도 꼭 알아야 할 것이다. 특히 외식이 많다면 비건보다는 우유와 계란은 먹는 락토 오보 베지테리안이나 생선은 먹는 페스토 베지테리안이 적절하지 않을까? 유제품과 계란을 섭취하면 고기나 생선을 먹지 않아도 필요한 단백질과 철분, 칼슘 등 영양소를 섭취하는 데 문제가 없다. 더구나 생선을 먹는다면 문제가 없다. 여러 가지 야채와 생선을 먹는 사람은 꼭 육류를 먹지 않더라도 균형 잡힌 식사를 하는 것이 쉽다. 먹는 것과 관련되어 어떤 태도를 취하건 적절한 칼로리 섭취나 충분한 섬유소, 신선한 야채를 먹는 것이 가장 중요하다. 어떤 주의가 중요한 것이 아니고 뭐든지 골고루, 적당히, 제때에 먹는 습관이 진정한 식사혁명이라는 점도 다시 한 번 강조하고 싶다.

또 하나의 식사혁명은 싱겁게 먹는 것이다. 짠 음식이 건강에 좋지 않다는 얘기는 사람들이 워낙 많이 들어서 1절이 아니라 간주만 들어도 알아들을 정도로 식상한 상식쯤이 되었다. 하지만 그래서 더 잘못 알고 있는 것이 소금이 해롭다는 쪽으로 인식되고 있다는 점이다. 소금은 오로지 맛을 내는 역할만 하기 위해 이 세상에 존재할 뿐 백해무익하다고까지 생각하는 사람도 있다. 하지만 소금은 맛을 내고 음식을 상하지 않게 저장하는 작용만 하는 것이 아니고, 인체의 생명을 유지하는 없어서는 안 될 무기물이다. 인간은 매일 피와 세포외액의 삼투압과 혈압의 균형을 유지하기 위해 5~10mg의 소금이 필요하다. 소금의 주성분 중 나트륨은 세포의 생명 활동, 신경전달, 신장 기능 유지, 소화 등 각종 신진대사 작용에서 가장 큰 역할을 하는 무기물이다.

문제는 이렇게 좋은 소금이지만 너무 많이 섭취한다는 점에 있다. 필요한 소금 양을 넘으면 소금 섭취량과 혈압은 비례한다. 소금은 혈액을 비롯한 세포외액에서 가장 농도가 높은 무기물이고 소금이 가는 곳에는 삼투압 현상으로 물도 따라 간다. 따라서 짜게 먹으면 혈액의 양이 많아지고 혈액량이 많아지면 심박출량이 늘어나면서 심장은 더 많이 일하고 혈압은 점점 올라간다. 고혈압을 가지고 있더라도 항고혈압제를 복용하지 않고 술 끊고 싱겁게 먹는 것만으로도 혈압이 정상인 사람도 있다. 저염식은 평균 혈압을 2~3mmHg 떨어뜨린다.

우리나라 사람들은 세계보건기구(WHO)의 일일 소금 섭취 권장량의 3배를 섭취한다. 세계보건기구에서 권하는 하루 소금 섭취량은 10g이다. 더 줄이면 더 좋다. 최근 전문가들의 권고는 나트륨 2,000mg, 소금 5g인데 이 정도이면 우리나라 식사에서 김치와 국은 완전히 빼야 한다. 그러므로 쉽지 않은 일이지만, 하루 10g 정도의 소금만 섭취해도 혁명에 가까운 식습관이다. 왜냐하면 한국인은 평균 30g의 소금을 먹기 때문이다. 한국인들은 김치와 국물을 좋아하고, 젓갈류, 찌개류, 피자, 라면, 자장면처럼 소금이 너무 많이 들어 있는 음식을 좋아한다. 식품의약품안전청에서 발표한 한국인의 소금 섭취원이 되는 음식 톱10을 보면 배추김치, 칼국수, 김치찌개, 미역국, 된장국, 라면, 된장찌개, 순두부찌개, 멸치볶음, 자장면의 순이다. 음식 1그릇(1인분)당 소금 함유량을 보면 칼국수 7.3g, 라면 5.3g, 자장면 4.5g, 자반고등어 1토막 3.8g, 배추김치 10조각 2.5g, 된장찌개 2.4g, 피자 1조각 혹은 햄버거 모두 3.3g이다. 소금이 하루 10g을 넘지 않는 것이 좋은데 이런 음식 한 끼에 얼마나 많은 소금이 들어 있는지 수치로 확인해 보면 놀랄 정도다. 따지고 들면 이런 것을 안 먹을 수 없으므로 김치는 싱겁게 해서 적당히 먹고, 모든 국물은 될 수 있는 한 안 먹거나 매우 적게 먹고, 짠 음식은 가능한 피하는 것이 소금 섭취를 줄이는 방법이다. 짜게 먹으려 들면 한이 없을 것이다.

아울러 요리를 할 때는 소금의 짠 맛을 대신할 수 있는 것은 없지만 소금을 덜 쓰면서 맛을 내는 방법을 사용하는 것이 바람직하다. 그 방법이란 다름 아닌 식초를 쓰는 것이다. 식초를 넣으면 정체불명의 음식이 탄생할 것 같지만, 의외로 싱거워도 맛있다는 것에 놀랄 것이다. 사먹는 식초도 있지만 조금만 더 정성을 쏟으면 집에서 포도주나 매실로 식초를 만들 수 있을 것이다. 서양의 발사믹 식초는 포도주로 만든 것이다. 매운 맛도 소금을 덜 넣는 데 도움이 되는데 후추, 겨자, 고추, 청경채 등 향신료를 사용하면 좋다.

아울러 칼륨(K)이 신장에서 나트륨 성분의 배출을 돕는다. 칼륨은 채소와 과일에 많고 감자와 고구마 등 전통적인 한식에 많다. 칼륨은 비가 와도 씻겨 내려가지 않고 토양 중에 많이 남아 있으며 식물의 뿌리로부터 물과 함께 흡수되는 무기물질이다. 칼륨을 많이 섭취하면 중풍과 고혈압을 예방할 수 있다는 연구 결과가 많다. 칼륨이 많이 들어 있는 것은 야채와 과일이므로 이를 자주 섭취할수록 건강에 이롭다.

이런 평범하지만 중요한 것을 놓치지 않고 실천하는 것이 진정한 혁명일 것이다. 식사와 밥상혁명은 언제부터 시작해도 늦지 않다!

내 몸이
내 몸 같지 않다고?
문제는 자율신경이야!

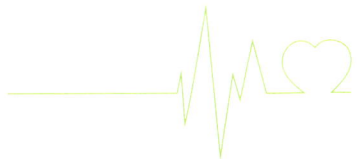

생명을 유지하기 위해서는 심장이 뛰어서 혈액이 돌고, 뇌가 기능을 다하고, 체온이 유지되고, 소화 작용이 잘 일어나야 한다. 이런 생명 현상을 총괄하는 기관은 뇌이고 뇌의 수족역할을 하는 기관이 자율신경계이다. 자율신경계는 호르몬과 함께 매우 다양하고도 중요한 생리 작용을 돕는다. 자율신경계는 심혈관, 호흡, 소화, 비뇨기 및 생식기관, 체온조절계 등의 기능을 조절해 신체의 항상성을 유지하게 하는 역할을 하는 신경시스템이다. 항상성이란 우리 몸이 일정한 기능을 잘 유지하는 상태이다. 자율신경계는 교감신경계와 부교감신경계가 있어서 상호 보완, 혹은 견제 역할을 한다. 교감신경계는 맥박을 빠르게 하거나, 혈압과 호흡수를 높이고, 소화관의 운동을 저하시키며, 땀을 분비하는 기능을 담당하고, 부교감신경계는 이와는 반대 작용을 한다. 서로 반대 작용을 하는 두 가지가 한 시스템을 이루어 우리 몸의 기능을 조절한다.

한 가지 예를 들면, 우리가 누웠다 일어섰을 때 500~700cc의 혈액이 다리와 내장 부위에 모이고, 심박출량이 10% 정도가 감소하게 되고 그냥 두면 바로 실신하게 된다. 하지만 실신하지 않는 이유는 아주 빠르게 교감신경계가 작동하여 심장을 빠르고 강하게 뛰게 하고 혈관을 수축하여 혈압을 유지시켜주기 때문이다.

자율신경계는 스스로 알아서 일정한 수준으로 잘 조절하는 것이 특징이다. 우리가 의식을 하거나 바꾸려고 하지 않아도 스스로 외부와 내부 자극에 대처하면서 우리 몸을 가장 적절한 상태로 유지시켜주는 고마운 시스템이다. 문제는 스스로 잘 조절되던 자율신경계가 이상이 생긴 경우이다. 자율신경계의 문제는 일시적인 경우가 대부분이다. 일시적으로 심한 감정의 변화를 겪는다든지, 숨을 쉬지 않으면서 배에 힘을 준다든지, 갑자기 자세를 바꾸는 등 감정이나 자세 변화에 따라 교감신경계와 부교감신경계의 평형이 깨질 수 있다. 예를 들어 감정적으로 매우 놀란 경우로, 학교에서 학생이 담배를 피우다가 교감선생님에게 걸렸다고 가정해

보자. 그 학생은 눈이 커지고, 숨이 멎고, 맥박이 빨라지고, 혈압이 오르고, 땀이 날 것이다. 이런 증상은 교감신경계가 갑자기 발동해서 위기에 대처하려는 우리 몸의 자연스러운 반응이다. 교감신경계가 과도하게 작동한 경우이기는 하지만 위기 상황이 바뀌거나 시간이 지나면 이런 증상은 정상화된다. 문제는 이런 위기 상황이 반복되는 것이다. 계속되는 스트레스와 긴장, 과로가 원인일 수 있고, 자가면역질환이나 당뇨병의 합병증, 파킨슨씨병, 피리독신 중독, 뇌손상, 바이러스 감염, 다발성 신경병증 등이 원인이 되어서 자율신경 이상이 생긴 경우에는 저혈압, 실신, 변비, 설사, 배뇨장애 등의 증상이 반복된다. 이런 자율신경계의 이상은 심각한 결과를 가져올 수 있고 해결하지 못하면 죽음에 이를 수 있다.

교감신경계의 두 축인 교감·부교감 두 가지의 균형을 잘 유지해야 몸도 마음도 건강하다. 어느 한쪽으로 치우쳐 있으면 부조화 때문에 나타나는 증상이나 병이 생긴다. 특히 교감신경계가 부교감신경계보다 더 활발하게 작용하면 맥박이 빨라지고, 혈압이 올라가고, 땀이 많이 나고, 입은 마르고, 소화가 안 되는 증상에 시달린다. 예를 들어 교감신경계가 너무 발달한 경우 손에서 계속 땀이 난다. 보통 땀나는 수준이 아니라 사람들과 악수하기가 겁나고 종이를 들고 있으면 종이가 젖을 정도로 땀이 난다. 이런 경우 흉강내시경으로 척수에서 나오는 교감신경계 일부를 잘라주는 수술을 받아야 한다. 반대로 부교감신경계가 어느 정도 적당하게 작용하면 스트레스 수준이 낮은 상태이므로 혈압도 정상화되고 소화도 잘 되어서 좋지만 부교감신경계도 지나치면 맥박이 느려지고 혈압이 떨어져서 어지럽거나 실신하게 된다. 어지럼증이 심해져서 실신하는 가장 흔한 이유가 미주신경성 실신인데, 이는 부교감신경계가 과도하게 작동하기 때문이다.

교감신경계가 과도하게 지속적으로 작동하면 고혈압과 심부전에 빠지고 소화기관도 기능을 잃게 된다. 부교감신경계가 과도한 경우 맥박이 서서히 뛰는 서맥이라는 현상 때문에 빨리 걷는 것조차 할 수 없게 된다. 세상일이건 우리 몸이건 적절하게 조화롭게 작용하지 않으면 문제가 발생한다. 긴장도 때로는 적절한 때에 긴장해야 한다. 그렇지 않으면 실신이 일어난다. 맥박도 너무 빠르면 심장에 부담이 되지만 너무 느려도 문제다. 심장이 빨리 뛰어야 할 상황에서 심장이 빨리 뛰도록 돕는 교감신경계가 작동이 안 되면 의식을 잃는다. 소화도 적당한 속도로 일어나야지 너무 빠르면 설사를 하거나 소화 흡수도 안 되고, 반대로 너무 느리면 배에 가스가 많이 생기고 변비가 생긴다.

생리 작용은 적절하고 조화롭게 작용과 반작용이 일어나야 건강하다. 어느 한 작용이 너무 우세하면 문제가 생긴다. 교감신경계와 부교감신경계가 적절하게 작용과 반작용을 해야 몸이 건강한 것이다. 교감신경계와 부교감신경계는 몸과 마음의 영향을 골고루 받는다. 마음이 급해도 교감신경계가 작동하고 숨을 멈추면서 힘만 줘도 부교감신경계가 과도하게 작동한다. 이와 같은 작용은 의식할 때도 일어나고 의식하지 않아도 필요에 따라 일어난다. 우리의 몸과 마음은 스스로 상황에 맞게 작용과 반작용이 자연스럽게 잘 일어나야 건강하다. 평상시 운동으로 몸을 단련하고 마음을 잘 다스리며 스트레스를 해소해야 적절한 반사 작용이 생긴다. 몸과 마음을 단련한다고 해서 대단한 것을 해야 하는 것은 아니다. 목표를 적절하게 잡고 스스로 자긍심과 행복감을 느낄 수 있으면 된다. 몸매를 잘 가꾸는 것보다 건강한 몸이 우선이다. 건강관리를 잘 하다보면 몸매도 멋지게 바뀔 수 있고 자율신경계도 안정이 된다. 위에서 설명한 여러 가지 복잡한 자율신경계 이상으로 오는 증상도 적절한 관리를 통해서 몸과 마음을 편하게 하고 또 잘 단련하면 피할 수 있는 병이다.

행복한 건강여행 30

'마음의 면역력'이
더 중요하다

아마 몸의 면역력은 들어봤겠지만 마음의 면역력이라는 용어는 생소할 것이다. 마음의 면역력은 의학적인 용어는 아니고 은유적인 표현이다. 마음도 몸처럼 이런저런 해로운 공격을 잘 이겨내야 한다. 그래야 마음의 상처가 남지 않는다. 일종의 마음의 맷집이고 이를 마음의 면역력이라 부른다. 마음은 좀 여유가 있고 이런저런 어려움도 이겨낼 만한 힘이 있어야 한다.

똑같은 환경에서도 어떤 사람은 병에 걸리고 어떤 사람은 괜찮은 것이 바로 면역력 때문이다. 면역력이 강하면 어떤 병에도 걸리지 않고 심지어 암에도 걸리지 않는다. 우리 몸의 면역 시스템이 암세포를 조기에 처리하기 때문이다. 마음도 마찬가지다. 평소 마음을 잘 다스리고 여유가 있어야 이런저런 충격이 와도 마음의 병이 생기지 않는다. 마음이 약한 사람은 새로운 상황에 적응하기 어렵다. 그래서 적응장애라는 병에 걸려서 불안하고 우울한 신체 증상에 시달린다. 마음의 면역력이 약해지면 우울증도 찾아온다. 마음이 괴로우니 살고 싶은 욕구가 사라지는 것이다.

그렇다면 어떻게 마음의 면역력을 키울까?

몸이 튼튼해지려면 잘 먹고 잘 자고 운동으로 몸을 단련해야 한다. 마음도 마찬가지다. 마음이 튼튼해지려면 쉼과 명상과 웃음이라는 영양 공급이 있어야 한다. 일상에서 벗어나 홀가분하게 쉬어야 한다. 조용히 명상하고 자신을 되돌아볼 수 있는 기회도 가져야 한다. 하루 한 번은 배꼽 잡고 웃을 일이 있어야 마음에 힘이 생긴다. 아울러 마음도 훈련이 필요하다. 마음과 몸은 차원이 다르므로 훈련 방법도 다르다. 마음의 훈련을 위해서 우선 필요한 것은 자신의 마음을 들여다볼 수 있는 능력을 키우는 것이다. 자신의 마음을 들여다보는 방법으로 가장 쉬운 방법은 명상이다. 현대인들이 잘 못하는 것 중 하나가 명상이다. 늘 바쁘다고 하는데 진정 자신을 행복하게 하는 일에 바쁘지 않은 게 문제다. 일도 많지만 여유 시간을 텔레비전과 인터넷과 스마트폰 등에 쓴다. 늘 이런 자극에 노출되다 보니 자신을 바라볼 시간이 없다. 아니 시간이 있어도 자신의 내면을 보거나 자신의 진정한 욕구를 알아차릴 줄 모른다. 처음 시작하는 것이 어렵다면 명상과 관련된 전문가의 도움을 받는 게 좋다.

단순하게 쉬는 것과 자주 자연에 노출되는 것이 마음의 면역력을 얻는 방법이다. 자연은 인생이란 무엇인가를 묻기도 하고 답을 주기도 한다. 숲길을 걷는 것이 좋다는 것은 많은 사람들이 실제로 느끼고 있고 입에서 입으로 권장되고 있다. 숲 속을 거닐다 보면 나뭇잎과 풀잎 사이로 스치는 상쾌한 소리, 계곡의 물소리, 새소리가 마음을 한결 가볍고 편안하게 해준다. 깊은 산속 시냇물 소리를 들으며 풀벌레들과 교감을 나누다 보면 지치고 병든 몸과 마음이 어느새 치유되곤 한다. 수술과 주사, 약물에 의한 치료가 필요한 병도 있지만 피로나 마음의 상처는 자연친화적인 삼림욕, 명상, 숲 속 걷기 등으로 치료될 수 있다.

숲길을 규칙적으로 걷게 되면 혈압이 낮아지고 스트레스 호르몬의 수치도 낮아진다. 몸과 마음의 긴장도가 떨어지고 세로토닌은 올라가서 행복감이 늘어난다. 삼림욕을 하면 외부에서 침입하는 세균을 없애고 암세포까지 소멸시키는 자연살해세포(NK cell: natural killer cell)가 활성화된다. 나무가 뿜어내는 피톤치드라는 물질의 살균 효과, 몸의 이완 효과와 함께 숲 자체가 주는 자연의 치유능력, 녹색이 주는 해방감이 시너지 효과를 낸다. 여건상 숲길 걷기를 자주 못한다면 집 안에 식물 키우기, 꽃꽂이, 정원 손질, 집 주변 공원 산책 등도 자연에 노출되는 방법이다. 자연은 내면을 바라보는 가장 좋은 거울이다.

 자신의 내면을 들여다보는 일은 꼭 혼자서 해야 한다. 누가 도와줄 수는 있겠지만 눈은 자기 눈으로 봐야 한다. 기분 나빴던 일이나 실패했던 과거에 집착하지 말고 지금 내가 행복한지, 무슨 걱정이 있는지, 무슨 불만이 있는지, 마음속에 웅크리고 있는 어두운 그림자는 무엇인지 알아차리는 작업이다.

 자신의 욕구, 불안, 그림자를 알아차렸을 때 그 욕구가 건강한 욕구인지, 진정 자신을 행복하게 해줄 수 있는 것인지, 불안의 이유는 무엇이고 불안을 누그러뜨릴 방법은 무엇인지, 그리고 내 마음의 그림자도 내 삶의 일부이고 내가 알아차리는 순간 더 이상 고통의 이유가 아니라는 것을 알게 된다. 그림자는 내 무의식에 감춰진 부정적 측면이다. 수치스러워서 무의식 속에 파묻어버렸지만 내 자아의 일부이므로 때때로 영향을 준다. 이를 알아차리지 못하면 그 그림자는 자신도 모르게 부정적인 결과를 낳는다.

 이런 작업을 혼자서 하는 것이 어렵다면 지도를 받고 자신의 내면을 열어서 나눌 대상이 필요하다. 그 대상은 마음을 진솔하게 나눌 수 있는 사람일 수 있고, 신처럼 자신이 믿고 따르는 종교적 대상일 수도 있다. 혼자서 명상하고 때론 여럿이 나누어야 한다. 서로 도움을 주고받는 작업을 할 수 있는 관계라면 더욱 좋다. 그래야 해결책이 나온다. 지피지기 백전백승(知彼知己 百戰百勝). 이 사자성어를 마음에 비유하면 피(彼)는 내 그림자(과거의 상처, 내 약점)이며, 기(己)는 내 욕구, 내가 진정 행복한 순간이거나 이유이다. 나의 어두운 면을 모두 바꿔야만 하는 것은 아니다. 어두움이 있다는 것을 알고 그 어두움이 나를 사로잡지 않도록 하면 된다. 그 그림자 때문에 내가 계속 상처받지 않으면 된다. 내 그림자와 욕구를 동시에 알아차리는 것은 마음의 면역력을 키우는 데 중요하다.

마음의 면역력을 키우는 또 하나의 단계는 공동체성의 회복이다. 공동체의 가장 기본적인 단위는 가족이고, 또한 오랜 친구, 마을 공동체, 종교 집단이다. 인간은 혼자서 살 수 없고 이런 공동체의 일원으로 살아간다. 자신이 공동체의 일원으로서 공동체의 안정과 행복에 기여한다는 자각은 매우 귀중한 에너지이다. 또한 혼자서 감당하기 힘든 문제도 공동체에서 풀어내면 해결이 된다. 힘든 일을 당하거나 우울해졌는데 이런 공동체 의식도 약해졌다면 선택은 좌절이나 자살이다. 우리는 바로 이런 상태에 직면해 있고 그 결과 OECD 국가 중 자살률 1위가 되었다. 불균등한 경제 성장의 그림자가 바로 자살하는 사회다. 이 그림자를 알아차리고 더 이상 이런 불행을 막는 것도 우리의 과제이다. 이런 불행한 상태에서 벗어나려면 자신의 내면을 바라보는 기술을 익히는 것과 함께 공동체성을 회복해야 한다. 개인적인 차원과 사회적인 차원에서 힘을 모아야 할 일이지만 내가 지금 할 수 있는 것부터 조금씩, 천천히, 꾸준히 하다 보면 불가능한 일은 없다.

행복한 건강여행 31

몸이
피곤한
네 가지 이유

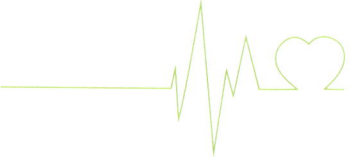

요즘 많이들 피곤해한다. 살림살이도 그렇고, 세상 돌아가는 것도 그렇고, 힘나는 일, 신나는 일이 없다고들 한다. 피곤한 이유를 들어보면 모두 이해가 가고 공감이 간다. 하지만 피곤하다고 그렇게만 살 수 없는 것이 또 우리 인생이 아닐까? 그리 길지 않은 인생인데 내 몸 밖의 일 때문에 내 몸이 시달리게 할 수는 없잖은가. 그러기에는 너무 억울하지 않은가.

톨스토이 평생 작업의 주제는 '사람은 무엇으로 사는가?'였다. 그리고 그가 대작 속에 등장하는 많은 인물을 통해서 내놓은 답은 '행복'이었다. 우리는 행복하기 위해 산다. 그 행복은 물질과 권력에서 나오는 것이 아니고 따듯한 인간애에서 나온다. 우리가 술이나 마약 때문에 행복한 것이 아니고 사람 때문에, 사랑 때문에, 보람 때문에 행복하다면 피곤할 일이 있을까? 행복하다고 느끼면 뇌에서 도파민이 쫙쫙 분비되는데 도파민은 기분을 업(up)시키고 긴장을 풀어주며 피곤을 날려버린다.

 사람이 피곤한 이유는 네 가지 중 하나, 혹은 몇 가지가 섞여 있다는 뜻이다. 첫째는 육체적, 정신적 노동의 결과로 생긴 피로물질 때문이다. 우리 몸의 신진대사가 피로물질을 다 처리할 수 없어서 쌓이게 되는 상황, 즉 과도한 노동, 정신적 고갈은 피곤을 초래한다. 그리고 이 노폐물이 다 처리된 후 피로가 사라진다. 피로물질을 가장 빨리 처리하는 방법은 잘 먹고 잘 자는 것이다. 눈이 자주 피로하다고? 그러면 눈이 쉬어야 한다. 책, 서류, 만화, 텔레비전, 컴퓨터 모니터 등을 보는 데 눈을 과도하게 써서 생긴 눈 피로다. 많이 쓰면 피로물질이 쌓이고 그것은 쉬라는 신호다.

 두 번째 피곤한 이유는 마음의 평형이 깨졌기 때문이다. 스트레스나 우울증으로 내부 에너지가 고갈된 것이다. 마치 배터리가 나가듯이 마음을 움직이는 힘이 빠진 것이다. 이런 사람은 잘 먹고 잘 자고 잘 쉬어도 피곤이 해결되지 않는다. 마음의 힘 배터리를 충전해야 한다. 이럴 때 필요한 처방이 격려다. 격려는 가족이나 직장 상사나 주위 사람들이 주기도 하지만 스스로 자신에게 줄 수 있다. 자신을 탓하지 말고 그동안 고생한 자신을 격려하고 상을 주는 것이다. 자신이 좋아하는 일을 하고 돈도 쓰는 것이다. 과도한 목표로 고생한 자신에게 좀 낮은 목표를 주는 것이다. 스트레스를 술과 담배로 푼다고? 피로도 나쁜데 더 나쁜 흡연과 과음으로 피로를 이기려는 것은 불에 기름을 붓는 것과 같다. 또 마음의 힘이 우울증 때문에 고갈되었다면 항우울제라는 특효약을 복용해야 한다. 항우울제는 의존성이 생기지 않는다. 우울증 증세가 심각해서 입원이 필요할 정도라면 정신건강의학과 전문의에게 진료를 받으면 되고 그렇지 않다면 평소 주치의처럼 여기는 의사 선생님께 처방받아도 된다. 의학적 문제는 의학적으로 풀어야 한다.

세 번째 피곤한 이유는 몸에 병이 생긴 것이다. 2주 이상 계속되는 피곤을 일으키는 대표적인 병은 결핵, 간염, 당뇨병, 갑상선 질환, 암, 심(心)부전증, 신(腎)부전증 등의 질병이다. 따라서 이유 없는 피곤이 2주 이상 지속되면 의사의 진찰과 검사를 받아야 한다. 폐 엑스선 사진과 아침을 굶고 하는 피검사는 적은 비용으로도 이런 병을 진단할 수 있다. 그리고 당연히 이 병을 치료하면 피곤함이 사라진다.

네 번째 피곤한 이유는 흔한 경우는 아니지만 만성피로증후군이라는 문제를 갖고 있을 수 있다. 이 병은 피로가 꽤 심각하고 오래간다.

아래와 같은 기준으로 진단한다.

1. 가장 핵심이 되는 만성 피로와 관련된 증상은 다음과 같이 정의된다.
   - 임상적으로 평가되었고, 설명이 되지 않는 새로운 피로가 6개월 이상 지속적 혹은 반복적으로 나타나고
   - 현재의 힘든 일 때문에 생긴 피로가 아니어야 하고
   - 휴식으로 증상이 호전되지 않아야 하고
   - 만성 피로 때문에 직업, 교육, 사회, 개인 활동이 증상이 나타나기 이전에 비해 실질적으로 감소해야 한다.

2. 위의 피로 이외에 다음 증상들 중 4가지 이상이 동시에 6개월 이상 지속되어야 한다.
   - 기억력 혹은 집중력 장애
   - 인후통
   - 경부 혹은 액와부 림프선 압통
   - 근육통
   - 다발성 관절통

- 새로운 두통
- 잠을 자도 상쾌한 느낌이 없음
- 운동 혹은 힘들여 일을 하고 난 후 나타나는 심한 권태감

물론 이런 증상이 신체적, 정신적인 병 때문에 생긴 것이 아니어야 한다. 만성피로증후군이 명확한 원인이 밝혀져 있지 않기 때문에 치료 방법도 특효약도 없다. 하지만 적절한 약물요법과 함께 인지 행동 치료를 통해서 피로에 대한 잘못된 인식과 회복에 대한 비관적 태도 등을 교정해주면 증상이 좋아진다. 아울러 신체활동을 조금씩 늘려나가는 점증적 재활치료를 하게 된다. 특히 점진적으로 유산소 운동량을 늘려나가는 운동 요법, 즉 체조, 스트레칭, 걷기, 자전거타기 등을 조금씩 늘려 나가면 피곤해서 전혀 움직이려고 하지 않았던 만성피로 환자들이 조금씩 좋아진다.

당신은 아직도 피곤한가?
그렇다면 위의 네 가지 원인 중에 어디에 해당되는지 알아보자. 그리고 해결하자. 피로도 예방이 필요하다. 스스로 조절하기 어려워 피로가 생겼다면 조기에 해결하는 것이 최선이다. 긍정적인 생각과 적절한 운동과 균형 잡힌 식사로 피로를 날려 보내자! 피로를 이기는 습관은 적당한 휴식, 규칙적인 운동, 균형 잡힌 식사, 그리고 금연과 절주이다. 피로를 물리친다고 하는 약이나 건강식품,

비타민제 등의 영양제는 별 도움이 안 된다. 피로회복도 건전하고 상식적인 접근법이 가장 효과적이고 안전하고 경제적이다. 상식적이고 꾸준하게 실천할 수 있는 방법으로 기초 체력과 정신적 대응력을 키워야 피로도 예방이 된다.

행복한 건강여행 32

햇빛이 최고의 수면제다

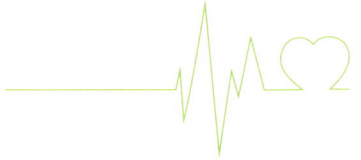

"잠이 보약이다."
"미인은 잠꾸러기"

　이 말은 현대 의학적으로도 맞는 말이다. 잠을 잘 자면 비만도 줄일 수 있고 당뇨도 낮출 수 있다는 연구 결과도 있다. 잠이 너무 적은 것도, 또 너무 많은 것도 모두 당뇨병 발생률을 증가시킨다. 수면은 사망 확률과도 관련이 깊은데 잠이 부족하면 12%, 잠이 너무 많으면 30% 사망 확률을 높인다. 여기서 잠이 너무 많은 사람은 대부분 수면에 문제가 있어서 잠을 푹 자지 못하는 사람이다. 수면은 인지능력과도 관련이 깊다. 위험을 느끼고 해결하는 능력이나 기억하는 능력 모두 잠과 관련이 있다. 잠이 부족하면 마치 술에 취한 것처럼 인지능력이 떨어진다. 다음 날 중요한 일을 앞두고 밤늦게 술을 마신다든지, 잠을 안자고 다른 일을 하는 것은 위험하다.

왜 나이가 들면서 수면에 문제를 갖게 되는 사람들이 많아질까? 중년 남성들 중에는 술에 의존하지 않으면 잠을 못 잔다고 하는 사람도 있고 수면제에 의존하게 되었다는 사람도 적지 않다. 최근 우리나라에서 가장 많이 처방되는 약으로 보건당국에서 규제하고 있는 약이 수면제이다. 수면제는 의사들의 처방을 받아야 하는 약인데 보험 혜택을 받으려면 3주분 이상을 한 번에 갖고 가지 못하게 규제해야 할 정도로 수면제를 사용하는 사람들이 늘고 있다. 왜 잠을 잘 못 자는 것일까? 그것은 잠을 잘 잘 수 있는 조건들이 갈수록 방해를 받기 때문이다.

잠을 잘 자려면 몇 가지 조건이 필요한데 그중 멜라토닌이라고 하는 호르몬이 충분히 생성되어야 한다. 낮 시간에 햇볕을 많이 쪼이면 멜라토닌이라는 호르몬이 생기면서 잠을 잘 유도한다. 따라서 햇볕에 충분히 노출되어야 잠을 잘 잔다. 하지만 현대인들은 햇볕은 잠깐이고 주로 형광등에 많이 노출된다.
잠의 양도 중요하지만 잠의 질도 중요하다. 5~6시간이라도 잠을 깊게 푹 자면 기분이 좋아진다. 질이 좋은 잠은 적절한 수면주기를 따라 자는 잠을 의미한다. 잠은 눈동자가 움직이면서 꿈을 꾸는 렘(REM)수면과 비렘수면으로 나뉜다. 비렘수면은 낮은 단계인 1단계에서 가장 깊은 단계인 4단계까지 깊이의 차이가 있는데 잠을 잘 때 비렘수면과 렘수면이 주기적으로 바뀐다. 보통 잠을 잘 때 한 번에 75분에서 100분 정도 지속하는 비렘수면이 4~5회 반복되고 중간에 렘수면이 3~4회 있게 된다. 하지만 나이가 들면서 잠의 질이 떨어진다든지, 또 잠자는 방에 아침 일찍 해가 비친다든지, 소음 등 잠을 방해하는 요소가 있다든지, 스트레스와 술과 카페인 등 여러 가지 요인이 잠을 방해하면 이런 정상적인 수면주기대로 잠을 잘 수 없게 되어 같은 시간 잠을 자도 개운하지 않다.

평일에는 직장일이나 회식, 또는 노느라고 수면 부족에 시달리다가 주말이나 휴일에 몰아서 쉴 겸 오래 잠을 자는 사람들도 늘고 있다. 평소 꾸준히 일정하게 잠을 자는 것이 가장 이상적이지만 사정상 평일에는 잠을 많이 못 자는 경우 이해는 된다. 주말에 몰아서 자면 젊은 사람의 경우에는 피로회복에는 큰 도움이 된다. 육체적인 피로는 비렘수면을 통해 회복하고 정신이고 감정적인 피로, 갈등은 렘수면을 통해서 회복하는데, 젊은 사람의 경우에는 주말에 잠을 몰아서 자면 육체적인 피로는 많이 회복된다. 하지만 수면의 질이 떨어지는 40세 이후에 이런 생활이 반복되면 건강에는 좋지 않다.

술을 마시고 자면 숙면을 취할 수 있어서 좋다고 생각하는 사람들이 꽤 많다. 실제 술을 마시고 자면 잠을 푹 잔다고 느낀다. 하지만 술은 숙면에 도움이 되지 않는다. 술은 수면제처럼 잠이 쉽게 드는 효과가 있지만 잠을 자는 동안 깊은 수면에는 들어가지 못한다. 또한 술이 깨면서 잠도 깨기 때문에 숙면을 취하기 어렵다. 자기 직전에는 한두 잔의 술도 금물이다.

수면 부족도 나쁘지만 수면 과다는 더 나쁠 수 있다. 잠의 질이 나빠서 많이 자는 사람 중 수면무호흡증이라는 병을 갖고 있는 사람이 있기 때문이다. 수면무호흡증과 코골이증은 다르다. 코골이가 심한 사람 중 원인이 목젖이나 인후 부분이 늘어지는 것이 원인인 경우에는 늘어진 부분을 레이저수술로 당겨주면 간단히 해결된다. 하지만 수면무호흡증을 가진 사람은 뇌 자체의 문제 때문에 수면 중 호흡이 멈추어 깊은 잠을 이루지 못하는 것이므로 코골이 수술로 좋아지지 않는다. 따라서 정확한 진단 없이 코를 심하게 곤다고해서 코골이 수술을 받는 것은 금물이다. 수면다원검사를 통해 원인이 무엇인지 확인한 후 수술을 해야 한다. 수면무호흡증을 가진 사람은 잘 때마다 입을 통해서 높은 압력의 공기를 불어넣는 특별한 장치를 하고 자는 습관을 들이면 낮에 지나치게 조는 일이 예방된다.

잠을 잘 자려면 다음과 같은 습관이 중요하다.

- 일정한 시간에 자고 일정한 시간에 일어나는 습관을 잘 유지한다.
- 수면 환경을 매우 어둡고 조용하고 적당한 온도가 되도록 조성한다.
- 규칙적인 운동은 수면에 도움이 된다.
- 스트레스를 조절하고 감정을 잘 푼다.
- 잠자리에서 각성을 일으키는 것을 피한다.
  너무 배고픈 것, 지나치게 몰두하는 독서, 동침자의 코골이, 발차기와 같은 자극
- 저녁 시간 흡연, 과음, 카페인 등 잠을 방해하는 것을 피한다.

같이 자는 사람 모두가 이런 습관을 몸에 배이게 하는 것이 달콤한 잠의 비결이다.

행복한 건강여행 33

'기능성 위장장애'의
유일한 약은?
마음을 잘 먹는 것!

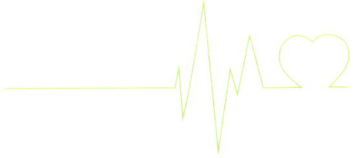

　　　　　　　　　　　　자주 속이 쓰리거나 아프고 소화
가 안 되는 증상이 반복되는데 검사를 하면 위장을 비롯한 소화기
관에 어떠한 병도 발견할 수 없을 때 이를 '기능성 위장장애'라고
한다. 소화기관의 불편한 증상, 즉 속 쓰림, 트림, 상복부 불쾌감,
위 팽만감 등 여러 증상으로 고생은 하지만 어떤 병을 발견할 수
없는 경우이다. 2년마다 정기적으로 위내시경검사를 통해서 위암
이 없다는 판정을 받았고, 증상이 생긴 후 받은 의사의 진찰이나
피검사, 내시경검사 등에서도 이상이 없다면 '기능성 위장장애'라
고 봐도 된다.
　기능성 위장장애의 대표적인 증상은 위통이다. 서양인들은 두

통이나 요통이 많은데 한국인들이 주로 위통을 호소하는 이유는 무엇일까? 한국인과 서양인의 위의 구조와 기능이 다르지 않고, 위에는 강산성의 위액이 있기 때문에 똑같이 특별한 세균이 아니면 살 수가 없다. 위통과 관련하여 서양인과 우리가 다른 점 중에서 가장 중요한 것은 음식의 종류와 식사 방법이다. 서양인에 비해 우리 음식은 짜고 맵고 거칠다. 덜 조리된 거친 음식, 섬유소가 많아서 거친 음식은 건강에 좋지만 소화장애의 원인이 될 수 있다. 따라서 이런 음식일수록 오래 꼭꼭 씹어야 소화가 잘 되는데 한국인의 식사 시간은 세계에서 가장 짧다. 20번 넘게 씹고 삼키는 것이 건강에 좋은데 보통 8~10번 씹고 삼킨다. 맵고 짠 음식도 문제다. 고추가 매운 것은 캡사이신이라는 물질 때문이다. 캡사이신은 대장암을 예방하는 항암기능, 통증을 줄여주는 기능 등 좋은 효과가 입증되고 있다. 그런데 캡사이신의 기능 중에 장운동을 증가시키는 것이 있다. 이런 기능은 변비를 예방하는 좋은 기능이기도 하지만 장운동을 증가시켜 음식이 다 소화되기 전에 장을 빠져나가도록 하기 때문에 복통을 느끼게 되고 미처 소화되지 않은 무른 변을 볼 수 있다. 또 캡사이신이 위운동을 과도하게 증가시켜서 복통을 일으키기도 한다.

한국인들이 위의 병과 증상을 많이 호소하는 이유로 헬리코박터 파이로리균이라는 특별한 세균이 위에서 더 많이 살고 있기 때문이라는 주장도 있다. 소화장애가 심한 사람 중에 헬리코박터 파이로리균을 없애는 치료를 하면 소화장애가 좋아지는 경우가 있기 때문이다. 하지만 한국인 성인의 60~70%가 헬리코박터 파이로리균을 갖고 있는데 그렇다면 이 많은 사람들이 헬리코박터균을 모두 제거할 필요가 있을까? 또 헬리코박터 파이로리균을 갖고 있으면 위암이 잘 생기는 것일까? 그렇지 않다. 궤양을 앓은 경험이 있거나 다른 방법으로 소화장애가 좋아지지 않으면 1주 혹은 2주의 헬리코박터 제균요법을 권한다. 하지만 단순한 위염만 있고 헬리코박터 파이로리세균이 양성이라고 해서 모두 제균치료를 받을 필요는 없다. 근거 있는 연구에서는 이런 경우 헬리코박터 감염이 있다고 위암이 더 잘 생기지 않기 때문이다. 아직까지 특별한 경우를 제외하고는 헬리코박터를 없애야 하는 치료를 받을 이유는 없다.

기능성 위장장애의 문제를 해결하려면 다음의 몇 가지 원칙을 가지고 자신의 속을 다스리는 것이 가장 중요하다.

첫째는 마음을 편하게 먹어야 한다. 세상만사가 마음먹기에 달려 있다고 하지 않는가. 목표가 너무 커도 스트레스가 크다. 이상을 높이 갖되 실현 가능성과 자신이 할 수 있는 일을 잘 판단해서 나름대로 목표를 수정하는 것도 중요하다. 최선을 다하되 결과에 너무 연연하지 않는 것이다. 대인관계도 스트레스가 될 수 있다.

두루 좋은 관계를 가지려면 상대방을 내 기준으로 판단하지 말고 그 사람의 입장에서 생각해주고 그 사람의 특성을 인정해주어야 마음이 편하다. 아울러 운동이나 취미생활을 통해 스트레스를 해소해야 한다. 이렇게 마음이 편해져야 스트레스 호르몬이 적게 나오고 부교감신경계가 활발해져서 소화활동이 잘 일어난다.

둘째, 속이 편하려면 잘 먹어야 한다. 적절한 식사법은 영양과 식사 습관이 중요하다. 싱겁고 소화가 잘 되면서 영양이 균형 잡힌 식사를 해야 한다. 탄수화물, 단백질, 지방, 섬유소, 비타민, 미네랄 등 중요한 영양소가 골고루 들어 있는 음식이 좋다. '신선한 채소와 과일'도 매 끼니 포함하는 식사를 하는 것이 좋다. 튀긴 음식, 너무 맵고 짠 음식은 가능하면 적게 먹거나 피하는 것이 좋다. 어떤 분은 좋아하는 음식을 바꾸라고 하면 50년 넘게 익숙한 맛을 어떻게 바꾸느냐고 항의한다. 조금씩 바꾸면 된다. 짜고 매운 음식을 조금씩 줄인다. 처음부터 아주 싱겁게 먹기 힘들다면 조금씩 소금 섭취량을 줄여나간다. 그러다보면 맛에 별 영향이 없으면서 더 건강한 식생활을 할 수 있다. 습관이나 익숙한 것도 의지를 갖고 바꾸기 시작하면 안 될 것은 없다.

셋째, 속이 편한 것과 운동은 연관성이 깊다. 식사 후 갑자기 에너지 소비가 높은 운동이나 신체활동을 하면 소화가 안 되거나 체한 경험을 한 사람들이 많을 것이다. 이것은 위장으로 가는 피가 적은 이유도 있고, 갑자기 산소 소비가 늘어나는 신체활동은 교감신경계를 자극해서 위장운동이 일어나지 않기 때문이다. 하지만 적절한 신체활동은 소화를 돕는다. 승마하는 사람은 속병이 없다는 설이 있을 정도로 몸을 움직이는 것은 소화가 잘되게 해준다. 식사 후 바로 운동하면 안 된다는 것은 잘못 알려진 상식이다. 식사 후 바로 뛰는 운동과 같은 격렬한 운동은 피하는 것이 좋지만 걷고 가볍게 운동하는 것은 문제가 없다. 이런 신체활동은 교감신경계를 자극하지 않으면서 긴장을 이완할 수 있고 위장을 적당히 움직여서 소화를 돕는다.

소화가 안 된다고 위암이 잘 생기는 것은 아니다. 위암은 짜거나 태운 음식을 자주 먹고 술과 담배를 하는 사람에게서 흔하다. 기능성 위장장애, 이런 병명을 갖고 있는 사람은 불편한 증상 때문에 고생하기는 하지만 심각한 병이 아니므로 안심해도 좋다. 그리고 속이 불편하다고 위내시경만 받지 말고 마음도 들여다봐야 한다. 마음의 불편함이 해결되면 속도 같이 해결되기 때문이다.

행복한 건강여행 34

몸을 살리는 중독,
몸을 망치는 중독

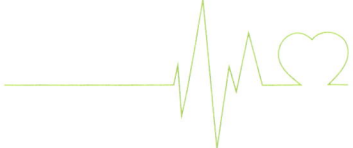

        중독이란 무엇인가? 중독이란 어떤 대상이나 물질에 대해서 지나치게 집착하고, 그런 집착이 신체적, 정신적, 사회적으로 해롭다는 것을 알면서도 자신이 통제할 수 없을 정도로 강박적으로 사용하는 것을 말한다. 중독이 모두 해로운 것은 아니다. 누구나 어느 정도 중독을 갖고 있고 때로는 순기능을 한다. 예를 들어 예술가들은 자신의 예술 세계에 몰입하여 멋진 작품을 만든다. 사업가는 일중독이라는 말을 듣지만 결국 큰 사업을 이루기도 한다. 이런저런 취미활동도 일종의 좋은 중독이다.

    문제는 병적인 중독이다. 처음에는 나쁜지 모르는데 결국 자신과 가족을 파괴하는 병적 중독이 문제인 것이다. 흔히 나타나는 병적 중독의 대상은 물질이나 오락이다.

현재 우리나라에서 중독을 일으키는 물질은 코카인, 마리화나, 필로폰과 같은 마약이나 도박과 같은 중독도 있지만 가장 흔한 병적 중독 세 가지는 술, 니코틴, 그리고 게임 중독이다. 이런 것들에 일단 중독이 되면 매일 몰입하지 않으면 견디지 못한다. 공부하는 것은 30분도 지겹지만 게임하는 것은 3시간도 훌쩍 지나가 버리고 밤도 샌다. 이런 중독은 초기에는 은밀하게 반복되다가 결국 자신의 건강을 해치고 가족과의 관계가 파괴될 정도로 심각한 상태로 발전한다.

사람들의 삶은 매일 쳇바퀴 돌듯 하지만 각자의 삶을 끌고 가는 에너지를 매일 다른 방식으로 충전하며 살아가고 있다. 어떤 사람은 가족을 사랑하면서, 어떤 사람은 휴가를 꿈꾸며, 어떤 사람은 일과를 마치고 애인을 만나는 기쁨으로, 어떤 사람은 취미 생활을 생각하며 일상의 힘든 과정을 이겨 나간다. 그런데 이런 건전한 생활 충전제들은 어떤 사람에게는 쉽게 얻을 수 없는 것이다. 의지가 약하거나 성장과정에서 이런 경험을 하지 못했다면 이런 건전한 충전제보다는 술, 담배, 게임과 인터넷, 섹스 등 쉽게 얻을 수 있고 효과가 빠른 방법으로 힘을 충전하려는 쪽으로 빠지기 쉽다. 손에 바로 잡히는 것들처럼 보이기 때문이다. 이런 것들은 처음에는 일시적인 호기심에서 시작하지만 중독을 일으켜서 결국 빠져나오지 못하게 될 정도까지 가야 뒤늦게 잘못된 것을 깨닫거나 아니면 아예 깨닫지도 못할 지경에 이른다. 후회할 때는 이미 늦은 경우가 많고 그만큼 벗어나는 데 많은 시간과 희생이 따른다. 뇌가 이미 변했기 때문이다.

이런 물질들은 뇌의 변연계라고 하는 기분과 충동을 조절하는 부분의 수용체를 변화시킨다. 그래서 뇌신경에서 도파민이라고 하는 기분을 좋게 하는 물질을 분비시키는 세포의 수용체에 작용하는데 수 주간 지속적으로 노출되면 이 뇌세포의 수용체가 변화해서 중독에 이르게 된다. 이후부터는 계속적으로 그 중독 물질이 공급되지 않으면 뇌세포 기능이 불안해지면서 금단증상을 일으킨다. 이런 현상은 물질이 아닌 게임에서도 똑같이 발견되는데 하루라도 게임을 하지 않으면 게임에 대한 강한 욕구, 불안, 집중력 저하, 기분 저하를 가져오다가 게임을 하면 이런 나쁜 증상이 해소되니까 계속 그 게임을 하려고 한다.

중독에 빠지는 사람들이 계속해서 많아지는 이유는 삶의 충전제를 건전하고 오래 지속되는 것에서 얻는 것이 아니라 쉽고 한방에 편하게 얻을 수 있는 자극제에서 찾으려고 하기 때문이고, 이것들을 따라 일단 중독의 단계에 들어가게 되면 강력한 금단증상이 나타나 다시 빠져나오기가 어렵기 때문이다.

불행하게도 알코올 중독은 우리나라 남자들이 서양인의 2배이다. 현재 우리나라 성인 남성의 20%가 알코올 남용인데 이는 유럽 선진국의 2배 수준인 것이다. 여기에 흡연율도 OECD 최고 수준으로 약 1000만 명의 니코틴 중독자가 있다. 게임중독도 급속히 퍼져서 약 120만 명의 게임 중독자들이 있다는 통계자료가 있다. 우리를 더 우울하게 만드는 것은 알코올 중독자와 게임 중독자 중 절반은 우울증을 동반하고 있고, 니코틴 중독은 자살률을 약 2배 높인다는 점이다. 결국 우리나라의 자살률 세계 1위에 니코틴 중독이 크게(?) 기여하고 있는 것이다.

술을 과도하게 마시는 사람들 중에는 자신은 원하지 않지만 사업상, 회사 회식 등 어쩔 수 없이 따라 마시는 것이라고 주장하는 사람들이 많다. 하지만 이렇게 얘기하는 사람들 중에는 사업은 핑계일 뿐 사실은 스스로도 술을 즐기는 사람들도 많다. 그리고 술을 자주 마시는 단계를 지나면 술 자체가 좋기도 하지만 술을 마시지 않고 깨어있을 때의 금단증상이 싫어서 술을 마신다. 즉, 술을 마시지 않으면 불안하고 떨리고 머리가 아프고 힘이 없다. 그런데 술을 마시면 일시적으로 이런 증상이 사라진다. 결국 이들은 해장술, 낮술을 마실 뿐만 아니라 술에 취하지 않고서는 잠에 들지 못하는 알코올 의존 단계에 빠져드는 것이다.

혹시 나 스스로, 혹은 내 주위 사람은 알코올 중독이 아닌가? 이

AUDIT 설문지

문항	점수				
	0	1	2	3	4
① 술을 마시는 횟수는 어느 정도입니까?	전혀 안 마신다	한 달에 1회 이하	한 달에 2~4회	일주일에 2~3회	일주일에 4회 이상
② 술을 마시는 날은 보통 몇 잔을 마십니까?	1~2잔	3~4잔	5~6잔	7~9잔	10잔 이상
③ 한 번의 술좌석에서 6잔 이상을 마시는 횟수는 어느 정도입니까?	전혀 없다	한 달에 1회 이하	한 달에 1회 정도	일주일에 1회 정도	거의 매일
④ 지난 1년간 일단 술을 마시기 시작하여 자제가 안 된 적이 있습니까?	전혀 없다	한 달에 1회 이하	한 달에 1회 정도	일주일에 1회 정도	거의 매일
⑤ 지난 1년간 음주 때문에 일상생활에 지장을 받은 적이 있습니까?	전혀 없다	한 달에 1회 이하	한 달에 1회 정도	일주일에 1회 정도	거의 매일
⑥ 지난 1년간 과음 후 다음 날 아침 정신을 차리기 위해 해장술을 마신 적이 있습니까?	전혀 없다	한 달에 1회 이하	한 달에 1회 정도	일주일에 1회 정도	거의 매일
⑦ 지난 1년간 음주 후 술을 마신 것에 대해 후회한 적이 있습니까?	전혀 없다	한 달에 1회 이하	한 달에 1회 정도	일주일에 1회 정도	거의 매일
⑧ 지난 1년간 술이 깬 후에 취중의 일을 기억할 수 없었던 적이 있습니까?	전혀 없다	한 달에 1회 이하	한 달에 1회 정도	일주일에 1회 정도	거의 매일
⑨ 당신의 음주로 인해 본인이 다치거나 또는 가족이나 타인이 다친 적이 있습니까?	전혀 없다	과거에는 있었지만 지난 1년 동안에는 없었다(2점)		지난 1년 동안에 그런 적이 있었다(4점)	
⑩ 가족이나 의사가 당신의 음주에 대해 걱정을 하거나 또는 술을 끊거나 줄이라는 권고를 한 적이 있습니까?	전혀 없다	과거에는 있었지만 지난 1년 동안에는 없었다(2점)		지난 1년 동안에 그런 적이 있었다(4점)	

런 의구심이 든다면 다음 설문지를 체크하여 보자. 세계보건기구에서 개발한 AUDIT라는 설문지는 10가지의 질문으로 구성되어 있는데 '위험한 음주' 상태에 있는 사람을 선별하는 것이 주된 목적으로 많이 이용되는 정확한 방법이다. 이 AUDIT 설문지는 남성의 경우 15점 이상일 경우 문제음주자일 가능성이 매우 높고, 8점 이상인 경우에도 '위험한 음주' 상태로 술을 절제할 필요가 있다. 여성의 경우 12점 이상이면 위험하며 4점 이상이어도 문제음주자일 가능성이 있다.

알코올 중독을 치료하는 첫 단계는 스스로 중독되었다는 것을 인정하는 것이다. 중독자들의 가장 중요한 특징은 '부정(否定)'이다. 자신이 중독에 빠졌다는 것도 부정하고, 그 중독 때문에 학업이나 일에 지장이 있다는 것도 부정한다. 중독이 너무 심해서 자기 스스로의 힘으로 빠져나오기 어렵다고 충고하는 것도 부정해서 "나는 마음만 먹으면, 환경만 달라지면 언제든지 끊을 수 있다"고 호언장담하는 것이다. 그래서 결국은 전문가의 치료도 부정한다. 이런 부정의 단계를 극복하는 가장 중요한 방법은 끊임없는 사랑과 관심의 이동이다. 가족이나 취미, 종교 등 더 건전한 것으로 관심을 옮기도록 돕는 것이다. 중독의 단계를 초기, 중기, 후기로 나눈다면 대부분의 주위 가족들은 당사자가 '초기' 정도라고 생각하지만, 충격적이게도 실제로는 '중기'를 넘고 있고, '중기'라고 생각할 때는 이미 '후기'로 넘어 갔다는 것을 알아야 한다. 이렇게 다음 단계로 갈수록 고치는 데 더 많은 노력과 시간을 들여야 한다. 그러므로 쉽게 해결되지 않는 중독은 전문가의 도움을 받아야 한다. 술 때문에 실수가 잦거나 가족이 걱정을 많이 하는 단계가 3개월 이상 지속되면 가정의학과 전문의나 정신건강의학과 전문의 등 전문가에게 상담을 받도록 해야 한다.

 술, 담배, 게임 등 나쁜 중독은 빠지면 나오기 어렵다. 그러니 처음부터 아예 빠지지 말아야 한다. 청소년 때부터 이런 중독에 노출되는 기회를 차단해야 한다. 중독보다 더 오래 즐겁고 평생 도움이 되는 건전한 취미나 좋아하는 것을 발견하고 좋아하게 되면 중독에 빠지지 않는다. 자신의 일에 몰입하는 즐거움, 기다려지고 가슴 뛰는 취미, 같이 있는 것만으로도 편하고 힘이 나는 가족공동체나 특수공동체 등이 있다면 중독에 빠질 일이 없다. 결국 중독에 빠지는 사람들은 물질이나 게임 등으로 쉽게 쾌락을 얻는 방법에는 익숙하지만, 우리 삶을 풍부하게 만드는 다양한 방법은 잘 모른다. 적당히 마시면 약이요, 과하면 독인 술 대신에 몸에 좋고 중독도 되지 않는 운동과 취미와 가족 행복으로 인생의 행복을 누리기를 바란다.

 중독에도 좋은 중독이 있고, 나쁜 중독이 있다. 몸을 살리는 중독이 있고, 몸을 망치는 중독이 있다. 나는 지금 어떤 중독이 있는지 진지하게 자문해 볼 일이다.

행복한 건강여행 35

인생의 전환을 가져올
꿈의 숫자,
42.195

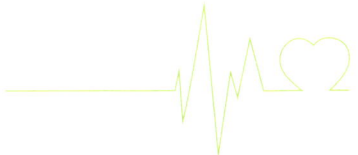

나는 초등학교 때는 학교 핸드볼 선수로 뛰었고, 단거리건 오래 달리기건 전교 1~2등을 다툴 정도로 운동을 좋아했다. 하지만 나중에 마라톤을 하게 될 것이란 생각은 전혀 해본 적이 없었다. 고등학교와 군의관 훈련을 받을 때 단축마라톤 5km를 뛰어본 것이 전부인 나에게 마라톤은 너무 무모한 운동처럼 보였다. 평소에 취미가 뛰는 것이라고 해서 선수도 아닌 아마추어가 마라톤에 도전하는 것은 너무 무모하게 여겨졌다. 건강에도 도움이 안 된다고 생각했다. 그런데 필자가 있는 서울백병원 마라톤동호회 사람들과 친해지면서 나도 모르게 이들의 꼬임(?)에 넘어가 덜컥 합류하게 되었다.

풀코스 마라톤은 2002년 춘천마라톤대회부터 참가하기 시작했는데 그 아름다운 춘천호반과 단풍이 출발 1시간 후에는 눈에 들어오지 않았다. 중간에 포기하고 싶었지만 많은 여성과 70세가 넘는 분들까지 완주를 하니 당시 40대 초반인 나는 정말 뭐가 팔려서 도저히 포기할 수 없었다. 그래서 걷다가 뛰다가를 반복하다가 골인 지점을 통과했다. 당시 기록은 4시간 23분이었는데 처음 풀코스에 도전한 것치고는 괜찮은 기록이었다. 그 후 매년 2회씩 마라톤대회에 참가해서 풀코스만 20회 완주하게 되었다. 최고 기록도 3시간 56분 2초로 보통 대회에서 중간 이상의 기록을 갖게 되었다. 내 목표는 연 2회 풀코스에 도전하고 4시간 30분 이내에 완주하며, 완주한 다음 날 활동에 지장이 없는 것이다. 보통 일요일에 대회가 있는데 대회를 마친 다음 날인 월요일은 오전 내내 서서 내시경을 하는 날이다. 지금껏 풀코스에 도전해서 중도에 포기한 것은 딱 한 번이고, 풀코스를 뛰고 난 후 몸이 아파서 다음 날 해야 할 병원 업무를 보지 못한 적이 없다. 매년 2회 풀코스를 완주하는 목표를 달성하고 있다는 것은 나의 큰 기쁨이고 자부심이다.

   솔직히 의사로서 나는 마라톤이 무리한 운동이라는 점을 인정하고 싶다. 42km의 딱딱한 아스팔트길을 뛰는 것이 몸에 무리가 되는 것은 확실하다. 그래서 가끔은 심근경색증으로 사망하는 사람도 있고, 마라톤을 무리하게 하다가 무릎이나 발목을 다치는 경우도 있다. 하지만 마라톤이 나쁘다고 할 수 없는 것은 연 2회 마라톤 풀코스를 뛰기 위해서 평소 꾸준히 뛰는 것이 건강에 도움이 되기 때문이다. 마라톤 자체는 무리한 운동이지만 마라톤을 준비하는 것이 건강에 더 큰 도움이 되는 셈이다. 스스로 마라톤대회에 나간다고 생각해야 게으르지 않고 연습하게 된다. 아니면 아예 대회에 나갈 엄두조차 낼 수 없다. 그래서 나는 평소 주 1~2회는 5km에서 20km를 달리고 있다.

  마라톤을 접해보지 않은 사람들은 어떻게 42.195km를 쉬지 않고 달리냐고 걱정한다. 하지만 걱정 마시라. 마라톤대회를 유치하는 곳마다 참가하는 사람들을 위해 여러 가지 배려를 해주기 때문이다. 5km마다 마실 물과 스포츠음료를 준비해 놓고 있으며, 20km 지점과 30km 지점에서는 바나나와 초코파이 등으로 에너지를 보충할 수 있게 해준다. 프로선수들이야 중간에 몇 번 음료수만 마시고 100m를 거의 19초 내외에 달리는 속도로 풀코스를 뛰지만 보통 아마추어 참가자들은 중간에 주는 것 다 먹고 마시고 화장실도 가고 힘들면 쉬기도 하면서 천천히 뛴다. 그렇게 해도 후반부로 가면 다리가 아프고 숨도 차고 힘도 빠진다. 그래서 걷다가 뛰고 뛰다가 걷는 일을 반복하지만 그래도 강한 정신력으로 완주한다.

사람들은 왜 그렇게 힘든 마라톤을 하는 걸까? 왜 사서 고생을 할까? 하루에 고작 0.5km를 걷는 사람도 지천으로 널린 세상에, 그 먼 거리는 생각만 해도 끔찍하다는 사람이 너무나 많은데 말이다. 그래도 마라톤을 시작한 사람들은 특별한 이유가 없이는 포기하지 않는다. 마라톤은 긴 시간 동안 아주 일정한 속도로 단순한 생각, 단순한 리듬에 맞추는 운동이다.

단순하다는 것! 복잡한 생활을 접고 단순하지만 정신과 몸을 단련하는 데 집중하면 일종의 해탈처럼 그것이 다가와 행복해지는 운동이다. 그래서 자신을 단련하는 수행과 유사하다. 이런 경험을 하게 되면 은근히 마라톤에 중독이 된다. 마라톤을 완주한 사람이라면 누구에 못지않은 체력과 정신력을 갖추었다고 자부한다. 이런 자부심을 느끼면서 스스로 만족할 수 있기 때문에 오랫동안 고통을 참고 뛸 수 있다.

단, 무리하지 않고 즐겁게 할 수 있어야 한다. 아무리 좋은 운동도 무리하면 해롭기 때문이다. 국내외 마라톤대회 때마다 사망자가 생길 정도로 마라톤은 심장에 부담이 큰 운동이기도 하다. 40대 이후 처음 뛰기 시작하는 사람이나 고혈압, 당뇨병, 고지혈증, 흡연, 비만 등 심장병의 위험을 갖고 있는 사람은 유난스럽다고 생각하지 말고 반드시 사전에 심장검사를 받는 것이 좋다. 혈압은 먼저 측정하고 심전도는 쉴 때, 그리고 뛰면서 체크하면 사전에 심장에 대한 중요한 정보를 얻어 불행한 일이 생기는 것을 막을 수 있다.

　어떤 운동이건 마찬가지지만 원칙을 지키고 준비를 철저히 하고 부상을 예방할 수 있도록 주의를 기울인다면, 그리고 운동을 좋아하고 즐긴다면, 위험하거나 나쁜 운동이란 세상에 있을 수 없다. 뛰다가 죽는 사람도 있으니까 위험한 운동이 아니냐고 하지만, 사실 그보다 수백 배는 많은 사람들이 누워 있다가 죽는다. 이건 마치 비행기 타면 위험하다고 하지만, 대부분의 사람들이 침대 위에서 죽음을 맞는 것과 같은 말이다. 그러니 원칙을 지켜서 운동하면 무리하게 보이는 마라톤도 나쁘지 않다. 다른 운동도 마찬가지다. 스스로 잘 준비하고 즐긴다면 어떤 운동이 좋지 않겠는가? 운동은 건강과 건전한 삶에 꼭 필요하다. 남이 하는 운동을 단지 보는 것이 아니라 스스로 즐기는 운동이 필요하다. 당신의 폐로 산소를 모으고 당신의 심장으로 피를 보내 당신의 근육이 힘을 내는 운동이 필요하다. 그래야 당신 뇌의 전두엽에는 도파민이 지속적으로 분비되어 희열을 느낀다. 이런 희열은 오래 가고 다시 생각만 해도 즐거운 상상이 된다. 마라톤을 하는 사람들은 이런 희열을 5km부터 30km 사이에서 많이 느낀다. 또 평소 연습할 때는 30분에서 두 시간 사이에 자주 느낀다. 이런 희열은 마라톤뿐만 아니라 여러 운동을 하는 사람들이 공통적으로 느끼고 공감한다. 운동을 처음 할 때는 교감신경계가 작동하고 산소소비량이 늘면서 숨이 가쁘고 혈압이 오르고 맥박이 빨라지지만 일단 적응이 되면 교감신경계는 약해지고 세로토닌 등의 호르몬이 분비되면서 전두엽을 자극하게 된다. 이때 안락감과 희열을 맛보는데 이를 마라토너들은 '러너스 하이(runner's high)'라고 부른다.

당신은 어떤 운동을 즐기는가? 또 어떤 도전을 할 것인가? 어떤 운동이든지 목표를 정해 도전해보시라. 마라톤 풀코스에 한번 도전해 보는 것은 인생의 전환을 가져올 수 있는 도전이 될 것이다.

행복한 건강여행 36

몸을 움직이는
즐거움을 아는가?

우리나라 역대 임금 중에는 장수한 분이 많지 않다. 조선 시대 왕들의 평균수명에 대해서 논란이 있기는 하지만 실록을 근거로 보면 평균 수명은 44세다. 당시에 의식주에 대한 혜택을 제대로 받지 못한 평민들의 평균수명이 40세라는 것을 고려하면, 최고의 의료진인 어의와 최고의 음식인 수라상과 기미상궁까지 둔 왕의 수명이 고작 44세로 단명(短命)했다는 것은 참 석연치 않은 일이다. 그런데 그 이유가 지금의 의학상식으로 생각해 보면 매일 산해진미로 풍족한 식생활을 누렸지만 몸을 많이 쓰지 않았기 때문이 아닐까 싶다. 자신의 몸을 움직이는데 스스로의 힘을 쓰지 않으니 당뇨병에 잘 걸렸다. 많은 임금

님들이 당뇨병의 합병증인 감염(피부에 종기가 나거나 발에 상처가 난 후 곪고 썩어 들어가는 병), 심장병, 그리고 뇌중풍으로 세상을 떠났다. 이런 사실을 반증이라도 하듯, 조선의 청백리상을 받은 신하들의 평균수명은 놀랍게도 68세였다.

당시 재미있는 일화로 조선 말기 왕족과 양반들은 외국의 선교사들이 운동하는 것을 보고 "왜 저렇게 힘들게 뛰어다니나? 종들 시키면 될 것을!"이라고 하며 혀를 끌끌 찼다고 한다. 이러는 사이 저들은 당뇨병과 심뇌혈관질환으로 단명한 것이다.

지금은 세상이 달라지고 건강에 관한 지식이 의사 뺨치게 풍부해졌지만 식사와 행동양식만큼은 옛날 임금과 다르지 않은 사람들이 얼마나 많은지 한번 돌아 볼 필요가 있다. 먹을 것은 넘쳐나는데 몸은 덜 쓰고 따로 운동도 안 하는 현대인에게 임금과 같은 병이 잘 찾아오는 것은 너무도 당연하다. 스포츠 경기를 관람하는 것은 좋아하면서 막상 자신은 운동을 하지 않는다면 조선 말기 왕족이나 양반과 다를 것이 무엇인가. 소파에 누워 팝콘을 먹으면서 야구중계에 흥분하고, 맥주에 닭튀김을 뜯으면서 축구중계 시간을 술로 채우는 당신이 그들과 다를 것이 무엇인가.

신체활동이 늘어나면 심폐기능이 향상되고, 뇌경색이나 심장병의 주범인 동맥경화를 예방 할 수 있으며 삶의 질이 높을 뿐만 아니라 수명도 연장된다. 또한 고혈압도 덜 생기게 되는데 고혈압 환자라도 규칙적인 운동을 하면 평균 혈압이 10mmHg 정도 감소한다. 신체활동이 특히 필요한 질병은 관상동맥질환, 고혈압, 당뇨병, 골다공증, 비만, 우울증 등의 심리적 질환이다. 이 외에도 신체활동이 늘면 골격근이 강화되고 지방의 분해가 증가되어 성인병을 예방할 뿐만 아니라 좋은 몸매도 유지할 수 있다. 또 뼈에 칼슘 침착이 늘어나 골다공증도 예방되고 자신감과 자긍심이 높아지며 성적 욕구도 증가된다. 운동이야말로 가장 효과적이고 안전하고 오래가는 천연 비아그라이다.

좀 더 자세히 파악해 보면 신체활동이란 운동이나 직업과 관련한 몸의 움직임, 그리고 취미생활에서 몸을 쓰는 것 세 가지를 합친 개념이다.

신체활동 = 운동 + 직업 + 취미활동

예를 들어 만약 자신이 육체노동자라면 꼭 따로 운동을 하지 않아도 된다. 오히려 너무 몸을 많이 써서 문제가 생길 수 있다는 점에 유의해야 한다. 이런 사람들은 관절의 연골이 닳는 퇴행성관절염, 근육을 싸고 있는 막에 염증이 생기는 근막염이나 근육과 뼈를 이어주는 인대에 염증이 생기는 근초염이 잘 생긴다. 특히 무릎과 손과 발에 생기는 퇴행성관절염은 평생 통증을 일으키고 결국 인공관절수술을 받게 만든다. 그러므로 육체노동을 하는 사람은 일할 때 무리하지 않도록 조심하고 취미로 운동을 하더라도 격렬한 운동보다는 스트레칭이나 걷기 등 가벼운 마음으로 할 수 있는 운동이 좋다. 만약 운동을 따로 하지 않더라도 취미가 몸을 많이 쓰는 것이라면 문제없다. 예를 들어 텃밭 가꾸기, 농사일, 야외 사진 찍기, DIY(Do it yourself) 등 몸을 많이 움직이는 취미를 가지고 꾸준히 하면 신체활동량은 따로 운동을 하는 사람과 비슷하다.

운동을 처음 시작하는 사람이라면 우선 걷기부터 하고 스트레칭이나 요가, 춤처럼 재미있으면서 몸의 유연성과 심폐지구력을 충분히 늘려주는 운동을 권한다. 하지만 결국 자신의 몸을 움직이는 즐거움을 알게 된다면 어떤 운동이나 어떤 신체활동이라도 좋다. 운동을 규칙적으로 하지 않는 사람이 운동을 시작하면 처음에는 유산소대사로 필요한 에너지를 공급하지 못해 무산소대사로 에너지를 공급한다. 무산소대사는 파이루베이트(pyruvate)라는 중간대사 물질을 많이 만드는데 이 물질은 피를 산성화하고 피로감을 유발한다.

결국 '무산소역치'라는 숨이 차고 어지럽고 극심한 피로가 몰려오는 것을 경험하게 된다. 등산할 때 처음에는 별로 힘이 들지 않다가 어느 순간에 갑자기 숨이 가빠오고 땀이 심하게 나고 어지러움까지 느끼는 단계가 바로 무산소역치다. 운동을 하지 않다가 갑자기 무거운 것을 옮기거나 뛰고 나서 '하늘이 노랗다'라는 표현과 같은 어지러움을 느꼈다면 바로 무산소역치를 경험한 것이다. 무산소역치가 있을 때 우리 몸은 힘이 들지만 바로 적응해서 유산소 대사 작용으로 파이루베이트 등 피로물질을 없애버린다. 불과 수 분 사이에 일어나는 대사작용이기 때문에 이 짧은 시간을 잘 이겨내면 고통은 사라진다. 운동이 힘들다고 너무 약한 운동만 하거나 운동을 중단하면 이 과정 이후 오는 즐거움을 경험할 수 없다.

운동량이 늘어나면서 심폐기능이 좋아지고 우리 몸의 에너지 대사작용이 운동에 적응이 되면 운동할 때 급작스럽게 늘어나는 에너지 수요에 맞추어 에너지 공급이 원활하게 된다. 유산소 운동만으로도 필요한 에너지를 공급하게 되면 무산소역치는 전혀 경험하지 않게 되며, 혹시 무산소역치를 경험한다 해도 약하게 겪으면서 운동을 계속할 수 있게 된다. 결국 꾸준히 운동하는 사람은 처음 운동할 때 느꼈던 고통은 없어지고 대신 운동할 때 분비되는 세로토닌이 뇌를 편하게 하니 운동이 즐겁게 된다. 따라서 몸을 움직이는 것이 즐거운 일이 될 수 있다.

몸을 움직이는 즐거움에 푹 빠지면 스스로 움직이는 것이 그 어떤 스포츠 관람보다 즐겁고 보람 있다는 것을 스스로 알게 된다. 세로토닌은 담배를 피울 때 나오는 도파민과 다르게 강도는 약하지만 잔잔하게 오래 지속되고 금단증상이 없다는 것이 장점이다.

운동을 꾸준히 하는 사람들이 운동을 할 때마다 희열을 느끼지는 않지만 몸과 마음이 가벼워지고 기분이 좋아지는 것을 느낄 수 있다. 이 때문에 누가 하라고 하지 않아도 꾸준히 운동을 하게 된다. 새벽에 약수터를 가고, 퇴근 후에 헬스클럽을 가고, 주말에 등산을 하는 사람들이 다른 할 일이 없는 사람들이 아니다. 그 시간에 더 자고, 더 놀 수 있지만 운동이 주는 즐거움을 알기에 꾸준히 운동을 하는 것이다. 개화기의 선교사들은 양반들이 몰랐던 바로 이런 기쁨을 알았던 것이다. 그리고 이 때문에 더 건강해질 수 있으니 일석이조가 아닌가?

행복한 건강여행 37

운동은
얼마나
해야 할까요?

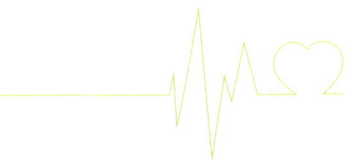

　　　　　　　　　　　　　　　　　몸을 움직인다는 것은 살아 있다
는 것이고 자유가 있다는 것이고 건강하다는 것이다. 운동, 직업, 취미 등 어떤 것으로 하든지 몸을 충분히 움직여야 건강하다. 그렇다면 내가 움직이는 정도가 과연 적당한지 아닌지 알 수 있는 방법은 무엇일까? 현재 내가 움직이는 정도가 적당한지 쉽게 알 수 있는 방법 중 하나는 바로 만보계이다. 만보계로 하루 만 보를 걷거나 움직인다면 일단 합격인 셈이다. 1보가 사람에 따라 다르지만 대개 60~70cm니까 만보는 6~7km 쯤 될 것이다. 서울 시청에서 홍대 전철역까지, 혹은 강남역에서 신천역까지 걸어야 한다는 소리다. 대략 한 시간 반 정도를 꾸준히 걸어야 하니 정말 만만

잖은 거리다. 40대는 만보가 어렵다고 해도 최소한 6,000보를 넘어야 기본적인 신체활동을 한 것이다. 이것도 강남역을 기준으로 하면 삼성역까지는 매일 걸어야 한다는 소리다. 가슴에 손을 얹고 생각해 보자. 전철역 한 구간이라도 매일 걷는지.

만보계보다 더 정확한 것은 다음에 설명하는 신체활동측정 설문지(IPAQ)이다. 이 방법은 국제적으로 공인된 신체활동 측정법이며 우리나라에서도 번역하여 검증된 설문지이다. 신체활동측정 설문지(IPAQ)는 계산이 그리 복잡하지 않아서 누구나 할 수 있다. 이 방법은 몸의 움직임을 일주일 내내 측정한 방법과 일치도가 높아서 널리 쓰이는 방법이다.

설문지만으로 신체활동량을 측정할 수 있으니 책을 잠시 접고, 바로 계산기를 들고 종이에 쓰면서 자신의 신체활동량을 측정해 보자.

이 설문은 지난 7일간 당신이 신체활동에 소모한 시간에 대해 묻는 것이다. 학교나 직장, 집에서 하는 활동, 교통수단을 이용할 때 하는 활동, 여가 시간에 하는 활동, 그 외 모든 운동을 포함하여 생각하고 답하기를 바란다.

1. 격렬한 신체활동(A) 평가

귀하가 지난 7일간 하신 모든 격렬한 활동을 생각해 보십시오. 격렬한 신체활동이란 힘들게 움직이는 활동으로서 평소보다 숨이 훨씬 더 차게 만드는 활동입니다. 한 번에 적어도 10분 이상 지속한 활동만을 생각하여 응답해주시기 바랍니다.

1) 지난 7일간 무거운 물건 나르기, 달리기, 에어로빅, 빠른 속도로 자전거 타기 등과 같은 격렬한 신체 활동을 며칠간 하였습니까?

일주일에 _____ 일
- 격렬한 신체활동 없었음 → 3번으로 가세요.

2) 그런 날 중 하루에 격렬한 신체활동을 하면서 보낸 시간이 보통 얼마나 됩니까?

하루에 _____ 시간 _____ 분

2. 중간 정도의 신체활동(B) 평가

귀하가 지난 7일간 하신 모든 중간 정도 신체활동을 생각해 보십시오. 중간 정도 신체활동이란 중간 정도 힘들게 움직이는 활동으로서 평소보다 숨이 조금 더 차게 만드는 활동입니다. 한 번에 적어도 10분 이상 지속한 활동만을 생각하여 응답해주시기 바랍니다.

3) 지난 7일간, 가벼운 물건 나르기, 보통 속도로 자전거 타기,

복식 테니스 등과 같은 중간 정도 신체활동을 며칠간 하였습니까? 걷기는 포함시키지 마십시오.

일주일에 ____ 일

- 중간 정도 신체활동 없었음 → 5번으로 가세요.

4) 그런 날 중 하루에 중간 정도의 신체활동을 하며 보낸 시간이 보통 얼마나 됩니까?

하루에 ____ 시간 ____ 분

3. 가벼운 신체활동(C) 평가

지난 7일간 걸은 시간을 생각해 보십시오. 직장이나 집에서, 교통수단을 이용할 때 걸은 것뿐만 아니라 오락 활동, 스포츠, 운동, 여가 시간에 걸은 것도 포함됩니다.

5) 지난 7일간 한 번에 적어도 10분 이상 걸은 날이 며칠입니까?

일주일에 ____ 일

6) 그런 날 중 하루에 걸으면서 보낸 시간이 보통 얼마나 됩니까?

하루에 ____ 시간 ____ 분

나의 신체활동량 판정하기

위 설문에 대답을 했다면 이제 자신의 활동량을 METs(메츠)라는 운동량을 측정하는 기본 단위로 계산해 보자. 위의 활동 시간에 활동 횟수와 아래 수치를 곱한 후 A, B, C를 합하면 일주일 동안 소비한 총 METs가 계산된다.

- 격렬한 활동(A)은 분당 8.0 METs
- 중간 정도의 신체활동(B)은 분당 4.0 METs
- 걷는 것으로 대표되는 가벼운 신체활동(C)은 분당 3.3 METs

예를 들어 어떤 사람이 일주일에 한 번은 60분씩 뛰고, 두 번은 60분 정도 걷는다면, 이 사람이 소비하는 에너지는 다음과 같이 계산한다.

60분×1회×8.0(=480 METs)+30분×4회×3.3(=198 METs)=876 METs

이 사람의 일주일 신체활동량의 총합은 876 METs로 아래 판정을 보면 5회 이상 운동하면서 주 600 MET-minutes 이상을 하고 있으므로 중간 수준의 신체 활동을 하는 것으로 판정한다.

판정 방법

1. 높은 수준의 신체활동

다음 둘 중의 하나에 해당될 때
- 격렬한 신체활동(A)을 최소한 일주일에 3일 이상 1500 MET-minutes를 하거나 혹은
- 어떤 수준의 운동조합이건 7일 이상 주 3000 MET-minutes 이상 한 경우

2. 중간 수준의 신체활동

다음 셋 중 하나에 해당될 때
- 격렬한 신체활동(A)을 최소한 일주일에 3일 이상 하루에 20분 이상 할 때
- 중간 정도의 신체활동(B)을 최소한 일주일에 5일 이상 하루에 30분 이상 할 때
- 어떤 수준의 운동조합이건 5일 이상 주 600 MET-minutes 이상 한 경우

3. 낮은 수준의 신체활동

위의 높은 수준이나 중간 수준에 해당되지 않는 신체활동임

신체활동의 목표는 높은 수준의 신체활동이다. 그리고 60세 이전이라면 높은 수준의 신체활동을 해야 한다. 비록 60세 이상의 어르신이라도 건강에 장애가 없고 꾸준히 신체활동을 해온 분이라면 높은 수준의 신체활동이 좋다. 운동을 정기적으로 하지 않는 사람이라면 낮은 수준에서 시작해서 그다음 중간 수준, 그리고 그다음 단계로 격렬한 신체활동을 서서히 늘려야 한다.

운동도 습관이다. 자주 운동을 하다보면 운동이 주는 재미에 푹 빠지게 된다. 한번 운동의 재미를 느끼면 자꾸 운동을 하고 싶어진다. 그 이유는 뇌에서 마약과도 같은 물질, 하지만 마약보다 즐겁고 건강한 물질이 나오기 때문이다. 우리 몸에서 나오는 마약과 같은 물질은 세로토닌과 같은 뇌신경전달물질과 모르핀 유사 마약이다. 이런 물질은 운동할 때뿐만 아니라 웃을 때, 기쁨으로 충만할 때, 성행위를 할 때도 나온다. 마약은 중독을 일으켜서 결국 몸을 망치지만 우리 몸에서 나오는 유사 마약은 몸과 마음을 즐겁게 하고 건강하게 만든다. 심리적인 중독이 있어서 자꾸 하게 만들지만 신체적인 중독은 없기 때문에 금단증상과 같은 해로운 증상을 유발하지 않는다.

운동이 이런 효과만 있는 것이 아니다. 운동을 할 때는 인슐린이 없어도 근육이 당을 이용한다. 운동을 하면 인슐린의 작용을 도와서 우리 몸의 세포가 핏속에 있는 혈당을 쓰기 쉽다. 운동은 피떡을 만드는 혈소판끼리 응집된 것을 막아주니 심근경색증과 뇌중풍이 줄어들고, 근육을 만들고 성장호르몬 분비를 돕는다. 운동을 하면 혈관의 저항성이 떨어져 혈압이 조금 낮아지고 혈액순환이 원활하게 일어난다. 운동은 참으로 일석이조, 금상첨화와 같은 습관이다.

운동 시간은 운동의 종류에 따라 다르지만 보통 한 번에 30~60분 정도, 일주일에 3~5회 하는 것을 권한다. 만약 이렇게 운동을 할 수 없는 경우라면 차선책으로 주말마다 한 번에 몰아서 운동을 해도 안 하는 것보다는 훨씬 낫다. 다만 이렇게 운동을 몰아서 할 때는 운동 손상을 입지 않도록 주의해야 한다. 준비운동과 운동 계획을 철저하게 짜서 실천해야 운동이 주는 좋은 효과는 얻을 수 있고 운동 손상은 예방할 수 있다. 운동의 종류는 개인마다 지속적으로 할 수 있는 것이 좋다. 각 개인마다 지속적으로 할 수 있는 운동이라면 어떤 것이든 좋다. 예를 들어 수영장이나 에어로빅 학원을 다니는 것, 주말마다 등산을 하는 것, 집에서 실내자전거나 운동 기구를 놓고 수시로 하는 것 등 어떤 것이라도 스스로 재미를 붙여서 꾸준히 할 수 있는 것이 좋다.

운동할 때 중요한 원칙 중에 하나는 한 가지 운동만 고집하지 말고 유산소 운동과 무산소 운동을 섞어서 하는 것이다. 걷기, 뛰기, 축구, 농구, 수영, 등산과 같은 유산소 운동과 헬스클럽에서 쓰는 기구 운동, 아령, 윗몸 일으키기, 팔굽혀펴기와 같은 무산소 운동을 적당히 섞어서 하면 심폐지구력이 좋아지는 것과 함께 뼈가 튼튼해지며 근육이 늘어나고 몸매가 좋아진다. 테니스, 스쿼시, 체조 등은 이 두 가지 요소가 다 섞여 있는 좋은 운동이다. 또 사람들과 어울릴 수 있는 운동(축구, 농구, 배드민턴 등), 혹은 혼자서 언제든지 할 수 있는 운동(줄넘기, 달리기, 등산, 헬스클럽에서 운동하기, 훌라후프, 춤추기, 수영, 자전거) 등 자신에게 맞는 운동을 두세 가지 선택하면 좋다.

운동은 언제부터 해야 할까? 어릴 때부터 시작하는 것이 좋다. 세 살 버릇이 여든 간다. 어릴 때부터 좋은 습관을 들이는 것이 평생 얼마나 중요한가? 하지만 50세부터 아니 노인이 되어서 새로 운동을 시작한다고 하더라도 늦은 것이 아니다. 늦게라도 시작하는 것이 아예 시작하지 않는 것보다 낫기 때문이다. 운동 습관을 갖는 것은 평생 건강의 기초를 다지는 일이다. 따로 운동을 할 수 없다면 출퇴근 시간을 이용해서 몸을 움직이고, 점심시간을 이용해서, 틈나는 대로 걷는 것을 권한다. 엘리베이터는 내려갈 때만 타고 모든 계단을 걷는 원칙도 권할 만한 신체활동이다. 계단을 내려갈 때는 무릎이 받는 힘이 체중의 2~3배가 되므로 운동으로 단련된 사람이 아니면 엘리베이터를 권한다. 계단을 올라갈 때 걸으면 무릎에 무리가 가지 않으면서 운동이 주는 효과를 얻을 수 있다. 산에 가거나 운동화 신고 뛰거나 헬스클럽에 다닌다면 좋겠지만 그럴 여건이 되지 않는 사람은 이렇게 다양한 방법으로 몸을 움직이면 운동이 주는 효과를 누릴 수 있다.

몸 움직이는 것을 싫어하는 사람이 있다. 또 시간이 너무 없는 사람도 있다. 이런 사람들에게는 다음과 같은 권고를 하고 싶다.

- 차를 두고 다녀라. 그것만으로 하루 3000~5000보는 걷는다.
- 바쁜 직장인은 출퇴근 시간이 좋은 운동 기회다. 한 정거장 먼저 내려 걷거나 집에 갈때 걸어가다가 차를 타라.
- 점심은 회사에서 멀리 떨어진 식당에서 먹는다. 오가면서 운동하고 바깥 공기도 마시는 것이 얼마나 건강에 좋은가?
- 회사 계단을 오른다. 5층이건 10층이건 회사 계단을 오르라. 20층이면 처음에는 10층만 걷고 나머지는 엘리베이터를 타라. 차츰 오르는 층을 늘려간다. 다만 내려갈 때는 엘리베이터를 타도 좋다.
- 자연으로 눈을 돌려라. 꽃과 나무와 산과 들이 눈에 들어오는가? 젊었을 때 자연에 관심이 없던 사람도 30대 후반부터는 자연이 눈에 들어올 것이다. 틈나는 대로 산과 들로 나가면 몸과 마음이 모두 건강해지는 것을 느낄 것이다.
- 친구 따라 강남 가는 법이다. 술, 담배 하는 친구는 멀리하고

- 운동하는 친구를 사귀라. 그들을 따라 운동도 시작하고 산에도 가고 여행도 가라.
- 집안일을 즐겨라. 남성이든 여성이든 집안 청소와 빨래, 음식 만들기는 가족의 행복과 건강을 챙기면서 자신의 신체활동량도 늘리는 일이다. 가사분담은 특히 남자들의 미래를 위해 매우 유익하다.

늦었다고 생각할 때가 가장 빠른 때이다. 운동화 신고 등산화 신고 하는 운동만 운동이 아니다. 몸을 많이 움직이는 것이라면 운동과 같은 효과가 있다. 엘리베이터로 손쉽게 올라가지 말고 계단으로 움직이고, 집과 직장을 차로만 오가지 말고 발과 다리도 함께 이용하라. 여기에 규칙적인 운동 방법을 찾으면 금상첨화겠지만 차선책으로 생활 속에서 많이 움직이는 것도 좋은 방법이다. 이제부터라도 운동을 포함하여 다양한 신체활동이 주는 엄청난 효과를 누리기 바란다.

제발 부탁인데, 남이 하는 운동만 관전하지 말고 당신도 운동을 하라. 운동이 주는 재미를 느끼지 않고서는 건강하게 오래 살 수가 없다. 운동할 시간이 없다면 출퇴근 시간, 점심시간, 휴일을 이용해서 몸을 많이 움직여라. 스스로 자신의 몸을 움직이는 사람에게 건강과 행복이 따라온다. 사람들아, 살아 있다면 제발 움직여라.

행복한 건강여행 38

허리는 펴고,
목은 들고
사세요~

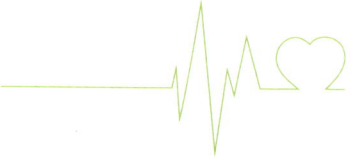

　　　　　　　　　　　　집을 잘 지으려면 기초와 주춧
돌, 기둥, 지붕 모두 중요하지만 기초와 대들보를 가장 중요하게
여긴다. 그래서 대들보를 올릴 때는 상량식이라는 특별한 행사를
치른다. 주춧돌을 놓는 것이 건축의 시작이라면 대들보는 집 형태
의 완성을 의미한다. 우리 몸의 대들보는 척추다. 왜냐하면 척추는
우리 몸의 중심을 형성하는 뼈대이면서 머리와 가슴과 배와 골반
을 연결하고 몸통과 사지, 그리고 내장까지 조절하는 신경을 내보
내는 중심에 있기 때문이다. 척추의 모양과 길이가 몸 형태를 결
정하며 튼튼하고 기능이 좋은 척추를 갖는 것은 몸 전체의 건강과
직결된다. 척추는 대들보의 역할과 함께 적당하게 움직이는 기능

과 척수라는 중추신경계를 보호하고 상지와 하지, 몸통과 내장으로 가는 온갖 신경을 연결하는 매우 다양하고 다이내믹한 작용을 한다.

척추는 곧은 막대기처럼 생기지 않고 'S'자로 휘어 있다. 척추는 몸의 형태를 유지하면서 움직일 수 있는데 척추뼈 중심에 중추신경계를 보호하는 구멍이 연결되어 있고, 각 척추마다 양 옆으로 말초신경계와 자율신경계를 보호하면서 온 몸으로 내보내는 구멍이 나 있다.

척추는 목을 이루는 경추, 등의 흉추, 허리 부분의 요추와 골반과 항문 뒤쪽을 이루는 선추 및 미추로 이루어져 있다. 경추부터 요추까지 24개의 척추는 모두 떨어져 있으면서 움직일 수 있고, 그 사이에는 디스크라고 하는 매우 강하면서도 탄력성 있는 고무 같은 물질이 쿠션 역할을 하고 있다. 디스크는 몸의 충격을 흡수하면서 척추가 움직이는 것을 돕는 역할을 한다. 디스크는 30세 전까지는 매우 탄력성이 좋지만 이후 탄력성이 떨어지고 좀 위축되고 딱딱해지는데 이 때문에 키가 점점 줄어든다. 50세 이후에는 젊은 때보다 1~2cm 줄어들고 노인이 되면 허리가 구부러짐에 따라 훨씬 더 작아지기도 한다.

우리 몸의 대들보인 허리가 아픈 가장 흔한 이유는 무엇일까?

소위 디스크라고 하는 병이 가장 흔한 원인일까? 아니다. 허리가 아픈 가장 흔한 원인은 허리를 둘러싸고 있는 인대와 근육에 무리가 간 경우이다. 그 가장 중요한 이유로 첫 번째 요인은 자세와 습관이다. 앉아서 일할 때 불완전한 자세, 누워서 잘 때 엎드리는 자세, 오래 서 있을 때 차렷 자세를 계속 유지하는 것, 무거운 것 들 때 허리를 이용하는 습관, 골프처럼 허리를 돌리는 운동을 무리하게 하는 습관 등이 가장 흔한 문제다. 특히 오래 앉아서 일하는 직업을 가진 사람들은 자신에 맞는 의자에 올바른 자세로 앉아서 일하는 습관을 길러야 한다. 허리에 가장 좋은 의자는 똑바르고 바닥이 딱딱한 의자이다. 푹신한 의자나 쿠션에 너무 오래 앉는 것은 금물이다. 의자에 앉아서 일을 할 때는 고개를 똑바로 하고, 턱을 약간 안으로 잡아당기어 허리가 똑바로 되게 하고 배 근육에 힘을 주면서 가슴을 펴는 것이 좋다. 또 오래 앉아 있을 경우에는 발에 발판을 얹어 무릎을 엉덩이보다 약간 높게 하면 허리가 곧게 선다. 다리를 꼬고 앉는 것도 허리 건강에 좋다. 우리나라 전통은 어른 앞에서 다리를 꼬고 앉으면 예의가 아니어서 조심해야 하지만 허리 건강에는 다리를 꼬고 앉는 것이 반드시 앉는 것보다 좋다. 이렇게 하면 허리에 가하는 힘을 줄여주어 요통을 예방하는 효과가 크다. 공부를 할 때나 사무를 볼 때도 목과 허리를 반듯하게 가지도록 습관을 잘 들이자.

허리를 상하게 하는 두 번째 요인은 복부 비만이다. 지렛대의 원리에 따라서 앞 쪽의 배가 나올수록 뒤쪽 허리가 당겨야 하는 힘은 강해진다. 즉 척추를 지렛대의 축으로 척추 뒤쪽의 근육은 항상 과도한 힘을 유지해야 한다. 이를 줄이기 위해 상체를 뒤로 넘기게 되는데 이런 자세는 척추에 부담을 주게 되어 결과적으로 척추의 퇴행성 질환이나 척추 협착증과 같은 병이 잘 생긴다.

요통의 세 번째 원인으로 운동부족이 있다. 허리를 받쳐주는 것은 근육과 인대인데, 이 부분의 운동을 하지 않으면 근육과 인대가 척추를 충분히 받쳐주지 못해서 약간의 충격도 흡수하지 못하고 통증을 유발하는 문제를 일으킨다. 요통을 갖고 있는 사람은 물론이고 허리가 아프지 않더라도 요통을 예방하는 운동을 포함해서 운동을 해야 한다.

디스크라는 병의 정확한 의학명은 '추간판 탈출증' 혹은 '추간판 수핵탈출증'이다. 척추 사이에 있는 추간판의 중심부에 있는 수핵의 일부가 원래 자리 밖으로 빠져나가면서 신경을 눌러서 생긴 병이다. 수핵이 빠져나가면서 통증과 운동을 관장하는 신경을 직접 누르므로 매우 심한 통증도 일으키고 신경의 기능을 약화시켜서 지배하는 근육의 힘도 떨어지는 증상이 생긴다. 주로 목과 허리에서 디스크가 잘 생기는데 허리 디스크는 무거운 것을 무리하게 들어 올리거나 교통사고, 물리적 충격에 의해 생긴다. 보통 허리와 허벅지, 종아리, 발 등이 매우 아프면서 더 진행되면 걷기 힘들고 디스크 위치에 따라 소변, 대변을 보기가 어렵게 된다.

디스크만큼 무성한 소문과 민간요법이 난무하는 병이 있을까? 민간요법은 그렇다 치고 의학적인 치료에서도 요통만큼 의사들 사이에 논란이 많은 병도 없을 것이다. 허리 디스크만 하더라도 교과서적으로는 보존적인 치료로 안 될 때, 혹은 방광증상을 유발할 정도로 진행된 디스크에서만 수술을 하라고 되어 있지만 이를 그대로 지키지 않는 경우가 허다하다. 누구라도 목이든지 허리 MRI 사진을 찍으면 50%에서 디스크의 이상이 관찰된다. 그러면 이 사람들이 모두 목 디스크 환자일까? 아니다. 그중 일부만 진짜 환자이다. MRI 사진에서 나오는 디스크 이상이 바로 병으로 연결되는 경우는 그리 흔하지 않다. 따라서 목이 불편하다고 보험 급여도 안 되는 비싼 MRI 사진을 찍고 목 디스크가 있다고 치료받아야 한다면 믿을 만한 의사에게 2차 의견을 구하는 것이 좋다.

그렇다면 뒷목이 뻣뻣한 이유로 가장 흔한 것은 무엇일까? 긴장과 스트레스 혹은 무리한 일 등으로 인해 목 근육이 과도하게 수축한 것이다. 이때는 스트레스를 풀고 안정을 취하는 것이 중요하다. 또 진통제를 복용할 수 있는데, 며칠 내에 좋아지지 않는 경우에는 의사의 진찰을 한 번 받아야 한다.

어떤 사람들은 "허리에는 칼을 대면 안 된다"라는 얘기를 믿고 수술로 해결할 것을 생고생하는 사람이 있다. 허리가 아플 때 수술하는 경우는 통상적인 방법으로 해결되지 않을 정도로 심한 디스크나 척추 협착증이다. 이런 경우 수술로 문제가 해결된 경우가 훨씬 많은데 왜 이런 소문이 난 걸까? 그것은 수술로 큰 이득을 본 사람들은 말이 별로 없지만 간혹 생기는 수술합병증으로 고생한 환자와 가족의 생생한 증언 때문일 것이다. 다행히 대부분의 디스크도 1단계이므로 수술로 치료하지 않고 보존적인 치료로 좋아진다. 디스크라고 해서 무조건 누워 있어야 하는 것은 아니다. 3~5일 정도만 무릎을 굽히고 누워서 안정을 취한 후에는 일상생활로 복귀할 수 있다. 이후 통증이 심할 때는 진통제를 복용한다. 허리 디스크의 경우 다리를 당기는 물리치료는 별 도움이 안 되지만 목 디스크의 경우 초기에 도움이 된다. 허리에 코르셋을 감는 것은 초기에 사용해도 좋지만 7일 이상 사용하는 것은 허리 근육 강화를 방해하므로 권하지 않는다.

이런 보존적 치료로도 통증이 줄어들지 않고 요실금, 변실금 같은 신경 증상이 있으면 수술이 더 좋은 방법이다. 이런 경우는 빨리 수술을 하는 것이 좋다.

1일 1식? 1일 3식?
내 몸은
몇 끼가 필요한가?

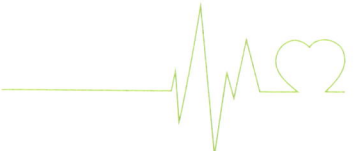

"공복이 내 몸을 살린다!"
"1일 1식 하면 장수한다."
"하루 세 끼를 꼬박꼬박 챙겨 먹으면 건강은 나빠진다."

요즘 이런 말이 사람들의 관심을 끌고 있다. "하루 한 끼 식사가 오히려 건강하게 사는 비결"이라고 역설하는 일본 의학박사 나구모 요시노리 박사의 말이다. 그는 "영양을 계속 섭취해야 건강하다는 생각은 낡은 사고방식"이라고 단언하며, 공복 상태에서 '꼬르륵' 하고 소리가 나면 몸이 젊어진다고 하고, 그때 장수 유전자인 시르투인 유전자가 작동한다고 주장하고 있다. 과연 이런 주장이 옳은 것일까?

만약 '1일 1식' 하더라도 하루에 필요한 영양소를 골고루 섭취할 수 있다면 문제는 없다. 똑같이 '1일 3식' 하더라도 하루에 필요한 영양소를 골고루 섭취할 수 있다면 문제는 없다. 문제는 필요한 영양소를 적당히 섭취하는 것이 문제이지 하루 한 번 먹어야 좋고 하루 세 번 먹으면 나쁘다는 주장은 설득력이 없다. 하루 한 번 식사하든지, 세 번 식사하든지 영양의 불균형이 생기면 나쁜 것이다. 다만 현재까지 연구된 것은 아침 식사를 하는 사람이 하지 않는 사람보다 오래 살고 더 건강하다는 것이다. 아침 식사가 낮 시간 동안의 뇌 활동과 근육 활동을 돕기 때문이다. 그러니 아침 식사는 꼭 챙겨야 한다. 하루 한 끼 식사가 비만을 예방하는 데 도움이 될 수는 있다. 하루 세 끼 식사를 하고 간식을 먹고 밤에 술까지 먹는 현대인들에게 영양 과잉에 따른 각종 성인병이 많아질 확률이 높다. 하지만 하루에 같은 양의 칼로리와 영양소를 섭취함에도 불구하고 단지 하루 한 끼 식사를 한다고 세 끼 식사하는 것보다 더 좋다는 증거는 없다.

개인이나 몇 사람의 좋은 경험을 일반화하려면 객관적인 연구가 필요하다. '1일 1식'으로 일부 과식하는 습관이 있거나 비만하거나 대사증후군과 같은 성인병이 있는 사람에게서 효과가 있을 수 있다. 하지만 이를 누구나 따르는 것이 좋다는 연구 논문은 찾을 수 없다. 과식은 만병의 근원이고, 필요 이상으로 에너지를 섭취하면 과도한 내장지방이 축적되어서 수명을 줄인다는 사실은 이미 여러 객관적인 연구를 통해 밝혀졌다. 하지만 "하루 한 끼의 식생활이 궁극의 건강법이다", "하루 한 끼라면 무엇을 먹어도 좋다", "밥을 먹었으면 곧바로 자라"와 같은 주장은 아직 객관적인 연구결과를 제시하지 못하고 있으므로 과도한 주장이다.

인간의 건강을 결정하는 것이 여러 가지 있지만 세계적인 학자들은 그중 가장 중요한 것이 먹는 것이라는 데 동의한다. 먹는 것은 건강의 가장 중요한 주춧돌이라는 것이 많은 연구에서 증명하고 있다. 먹는 것은 뇌를 비롯한 신체 각 기관의 성장과 발달, 노화와 면역 기능에 가장 중요한 영향을 미친다. 그러므로 우리는 먹는 것과 관련된 기본적인 지식이 있어야 하고 적어도 하루 전체의 칼로리와 영양소를 균형 있게 잘 챙겨 먹는 습관이 건강에 도움이 된다.

먹는 것과 관련해서 우리가 알아야 하고 실천할 것은 다음 같은 보건복지부의 한국인을 위한 식생활 지침에 잘 요약되어 있다. 자, 한번 체크하여보자. 나는 다음 10가지 중 몇 가지나 실천하고 있는가?

1. 다양한 식품을 골고루 먹자.

2. 정상 체중을 유지하자.

3. 단백질을 충분히 섭취하자.

4. 지방은 총 열량의 20% 정도를 섭취하자.

5. 우유를 매일 먹자.

6. 짜게 먹지 말자.

7. 치아 건강을 유지하자.

8. 술, 담배, 카페인 음료 등을 절제하자.

9. 식생활 및 일상생활의 균형을 이루자.

10. 식사는 즐겁게 하자.

또한 영양학자 김경아 박사가 제안한 것으로 자신의 식사하는 습관을 구체적으로 평가해보자.

다음은 당신의 식사습관에 대해 알아보고자 하는 문항들입니다. 해당하는 곳에 ○표 해 주시기 바랍니다.

사 항	매일	5~6일/1주	3~4일/1주	1~2일/1주	0일/1주
1. 아침 식사를 규칙적으로 한다.	4	3	2	1	0
2. 음식은 배가 부를 때까지 먹는다.	0	1	2	3	4
3. 안 먹다가 한꺼번에 몰아서 많이 먹는다.	0	1	2	3	4
4. 저녁이나 야식을 많이 먹는다.	0	1	2	3	4

5. 군것질을 많이 한다.	0	1	2	3	4
6. 채소나 나물, 과일을 자주 먹는다.	4	3	2	1	0
7. 고기나 기름진(튀김, 볶은 것 등) 음식을 자주 먹는다.	0	1	2	3	4
8. 콜라, 사이다와 같은 청량음료를 자주 먹는다.	0	1	2	3	4
9. 외식이나 잔치에 가게 되면 과식을 하게 된다.	0	1	2	3	4
10. 패스트푸드(피자, 햄버거 등)를 자주 먹는다.	0	1	2	3	4

* 각각의 항목에 대한 평가는 다음과 같다. 당신은 각각의 항목에서 어디에 해당이 되는가?

1. 아침 식사를 규칙적으로 한다.

아침 식사를 거르게 되면 공복시간이 길어져 점심때쯤 식욕이 왕성해지고 저녁에는 더 큰 공복감을 느끼게 된다. 따라서 점심과 저녁 식사에 과식을 하게 된다. 또한 아침과 저녁 중 식사의 양과 내용이 같더라도 체내에서는 아침 식사는 에너지를 소모하는 방향으로 가나 저녁 식사는 에너지 저장 쪽으로 간다. 따라서 체중을 줄이고자 할 때 세 끼 식사를 규칙적으로 하되 식욕이 없더라도 아침 식사는 간단하게라도 꼭 챙겨 먹어야만 점심, 저녁 식사에서의 과식을 막을 수 있다.

매일, 주 5~6회

잘하고 있습니다. 현재의 식습관을 계속 유지하세요.

주 3~4회, 주 1~2회

조금 더 노력하세요. 규칙적인 식습관을 갖는 것은 매우 중요합니다. 한 주 또는 두 주를 기준으로 규칙적으로 식사하는 일수를 하루씩 늘려가 보도록 합시다.

주 0회

매우 주의가 필요합니다. 처음에는 일주일에 1~2회만이라도 아침 식사를 하는 습관을 길러보도록 노력하세요.

2. 음식은 배가 부를 때까지 먹는다.

음식을 배불리 먹게 되면 결국 열량을 과다섭취하게 된다. 또한 배불리 먹는 것은 배가 고파서라기보다 잘못된 습관 때문이라고 할 수 있다. 뇌의 포만중추에서 배부름을 느끼는 데는 20분 정도가 걸린다고 한다. 따라서 천천히 식사하는 습관을 들이면 식사량을 줄이는 데 도움이 될 것이다.

매일, 주 5~6회

매우 주의가 필요합니다.

주 3~4회, 주 1~2회

조금 더 노력하세요. 식사를 천천히 하는 것은 포만감을 느껴 식사량을 줄이는 데 도움이 됩니다. 식사 시 밥은 1/3 정도 줄여서 섭취하면 열량섭취를 한 끼당 100칼로리 정도 줄일 수 있으며 이때는 밥의 양만 줄이는 것이 아니라 반찬의 양도 함께 줄여야 식사량을 줄일 수 있습니다.

주 0회

잘하고 있습니다. 현재의 식습관을 계속 유지하세요.

3. 안 먹다가 한꺼번에 몰아서 많이 먹는다.

식사의 섭취가 불규칙한 경우 체내에서는 일단 섭취한 열량을 소모하기보다는 먼저 저장하려고 한다. 따라서 다이어트를 시작하고자 할 때 제일 중요한 것은 규칙적인 시간에 규칙적인 양을 먹는 습관을 만드는 것이 좋다. 한 번에 많이 먹는 것보다는 여러 번 조금씩 나눠서 먹는 것이 더 좋다.

매일, 주 5~6회

매우 주의가 필요합니다. 처음에는 일주일에 1~2회만이라도 규칙적으로 먹는 습관을 길러보도록 노력하세요.

주 3~4회, 주 1~2회

조금 더 노력하세요. 식사를 규칙적으로 하는 것은 혈중 포도당

농도를 유지하여 포만감을 오래 지속시켜 체중감량의 성공 요인이 될 수 있습니다.

주 0회

잘하고 있습니다. 현재의 식습관을 계속 유지하세요.

4. 저녁이나 잠들기 전에 야식을 먹는다.

일반적으로 아침 식사 후에는 활동량이 많으나 저녁 식사 후에는 활동량이 적기 때문에 이때 섭취한 여분의 에너지는 소비되지 않고 몸 안에 지방으로 저장된다. 따라서 저녁은 가볍게 먹는 것이 좋다. 다이어트 기간에는 아침, 점심, 저녁 식사의 비율이 3 : 2 : 1~1.5로 섭취하는 것이 도움이 된다.

매일, 주 5~6회

매우 주의가 필요합니다. 저녁 식사는 7시 이전에 마치는 것이 체중감량에 도움이 됩니다.

주 3~4회, 주 1~2회

조금 더 노력하세요. 밤에는 활동량이 적고 인슐린 저항성이 생기므로 대부분 체내에 지방으로 저장됩니다. 특히 야식으로 먹는 식품의 대부분이 지방함량이 높은 고칼로리 식품들로 이런 식생활을 개선하면 체중감량에 성공할 수 있습니다.

주 0회

잘하고 있습니다. 현재의 식습관을 계속 유지하세요.

5. 군것질을 많이 한다.

대부분 군것질로 하는 과자, 빵, 초콜릿 등의 간식은 열량이 높은 것들이 많다. 과자의 종류나 식품에 따라 열량이 다르나 일반적으로 과자 한 봉지가 500~800kcal를 낸다. 밥 1공기 열량이 300kcal 임을 감안하면 대단히 높은 열량임을 알 수 있다. 따라서 체중조절 시에는 가급적 군것질을 제한하는 것이 바람직하며 공복감을 느껴 군것질을 하고자 할 때는 오이나 토마토 등 열량이 적은 식품으로 대치하는 것이 좋다.

매일, 주 5~6회

매우 주의가 필요합니다. 저녁 식사는 7시 이전에 마치는 것이 체중감량에 도움이 됩니다.

주 3~4회, 주 1~2회

조금 더 노력하세요. 밤에는 활동량이 적고 인슐린 저항성이 생기므로 대부분 체내에 지방으로 저장됩니다. 특히 야식으로 먹는 식품의 대부분이 지방함량이 높은 고칼로리 식품들로 이런 식생활을 개선하면 체중감량을 성공할 수 있습니다.

주 0회
잘하고 있습니다. 현재의 식습관을 계속 유지하세요.

6. 채소나 나물, 과일을 자주 먹는다.

채소와 나물은 열량이 적기 때문에 다이어트 기간 중 충분히 먹어도 좋다. 뿐만 아니라 다이어트 시에는 열량섭취량 감소와 함께 식사섭취량의 감소로 인해 비타민, 무기질의 섭취가 줄어들어 빈혈 등의 영양문제를 초래하기 쉽다. 채소에는 비타민과 무기질이 많이 들어 있으므로 충분히 먹어주는 것이 좋다. 또한 식이섬유소가 체내에서 포만감을 주고 변비를 예방해줌으로써 다이어트에 도움을 줄 수 있다.

매일, 주 5~6회
잘하고 있습니다. 현재의 식습관을 계속 유지하세요.

주 3~4회, 주 1~2회
조금 더 노력하세요. 채소나 나물은 열량이 적고 체중감량 시 부족하기 쉬운 비타민과 무기질의 좋은 공급원이 됩니다. 뿐만 아

니라 섬유소의 함량이 높아서 체중감량 시 발생하기 쉬운 변비를 예방하는 효과가 있습니다.

주 0회

매우 주의가 필요합니다. 하루에 한 번씩 의식적으로라도 채소의 섭취를 증가시키시기 바랍니다.

7. 고기나 기름진(튀김, 볶은 것 등) 음식을 자주 먹는다.

고기나 기름진 음식은 지방함량이 높아 열량을 많이 내므로 비만의 원인이 된다. 또한 고기나 튀김 등에는 포화지방이나 트랜스지방이 많이 함유되어 있는데, 이들은 당뇨, 고혈압, 동맥경화 등 만성질환(생활습관병)의 발병 위험을 높일 수 있다.

매일, 주 5~6회

매우 주의가 필요합니다. 기름진 음식의 잦은 섭취는 살을 찌게 할 뿐만 아니라 심장질환의 원인이 됩니다.

주 3~4회, 주 1~2회

조금 더 노력하세요. 기름진 음식 대신 찌거나 구워서 기름기가 제거되거나 열량이 낮은 음식을 선택하세요.

주 0회

잘하고 있습니다. 현재의 식습관을 계속 유지하세요.

8. 콜라, 사이다와 같은 청량음료를 자주 먹는다.

콜라나 청량음료는 높은 열량을 갖고 있으며, 당분의 함량이 많아 갈증해소에 도움이 되지 않는다. 또 탄산음료보다는 천연과일 주스가 좋다고 생각하거나 칼로리가 없다는 선전만 믿고 무조건 많이 마시지 않도록 한다. 코카콜라 100ml의 열량은 40kcal, 당분함량은 10.7g이다. 반면 오렌지주스는 45~55kcal에 12g 이상의 당분이 들어 있다. 게다가 과일을 주스로 먹게 되면, 씹어서 먹을 때보다 포만감이 늦게 오기 때문에 더 많은 양을 마시게 된다. 따라서 물이나 녹차를 마시도록 한다.

매일, 주 5~6회

매우 주의가 필요합니다. 잦은 탄산음료의 섭취는 열량섭취를 증가시키고 체중감량을 방해하는 요인이 됩니다. 하루에 한 번은 물이나 녹차로 바꾸도록 합니다.

주 3~4회, 주 1~2회

조금 더 노력하세요. 탄산음료의 섭취 횟수를 일주일에 한 번씩만 줄여도 100칼로리 이상의 섭취에너지를 줄일 수 있습니다.

주 0회

잘하고 있습니다. 현재의 식습관을 계속 유지하세요.

9. 외식이나 잔치에 가게 되면 과식을 하게 된다.

음식 자체의 맛을 즐기는 것이 필요하다. 외식이나 잔치에서 평소 즐겨 먹기 힘든 값비싼 요리가 나오면 '한 번쯤은 괜찮겠지', '언제 다시 먹을지 모른다'고 생각하면서 일단 많이 먹는 것은 다이어트 실패로 연결된다. 음식보다는 그날의 분위기에 의미를 부여하고, 음식을 덜 먹더라도 친구들과 함께하는 식사 시간이나 분위기를 즐기도록 한다.

매일, 주 5~6회

매우 주의가 필요합니다. 잦은 고열량의 식사를 반복하는 것은 살이 찌는 지름길입니다. 맛을 제대로 느끼지 못한 채 그릇에 많은 양을 담아 한꺼번에 먹기보다는 분위기를 즐기면서 소량만 덜어서 먹도록 합니다.

주 3~4회, 주 1~2회

조금 더 노력하세요. 허겁지겁 배를 채우기보다는 진짜로 원하는 음식만을 골라서 천천히 먹으면 체중감량에 성공할 수 있습니다.

주 0회

잘하고 있습니다. 현재의 식습관을 계속 유지하세요.

10. 패스트푸드(피자, 햄버거 등)를 자주 먹는다.

패스트푸드는 대부분 고지방, 고열량 음식으로 자주 섭취하게 되면 열량섭취가 필요치나 목표치보다 증가하게 되어 체중관리에 도움이 되지 않고 오히려 비만을 초래하게 된다. 뿐만 아니라 포화지방의 함량이 높아 고혈압, 동맥경화 등의 심장 순환계 질환을 초래하게 된다. 그러므로 피자, 햄버거, 닭튀김 등의 패스트푸드의 섭취량을 줄여야 한다.

매일, 주 5~6회

매우 주의가 필요합니다. 대부분 기름의 함량이 높고 패스트푸드는 열량이 높아 체중감량의 적입니다.

주 3~4회, 주 1~2회

조금 더 노력하세요. 패스트푸드 대신 열량이 낮은 한식이나 일식 등을 선택하는 것이 좋습니다.

주 0회

잘하고 있습니다. 현재의 식습관을 계속 유지하세요.

건강한 식사 습관은 건강의 기초이다. 즐겁게 먹으면서도 건강과 체중 조절에 도움이 되는 식사 습관을 가져야 한다. 하루 한 끼 식사를 한다면 아침 식사를 충분히 해야 하지만 활동적인 사람이라면 한 끼 식사로 충분하지 않을 것이다. 전통적으로 해오던 하루 세 끼 식사를 하는 것이 좋다. 식사 횟수를 줄인다고 해도 적어도 하루 두 번 식사를 하는 것을 권하고 싶다. 1일 1식이 유행한다고 아무나 따라하다가는 영양실조에 걸려 더 큰 병을 불러올 수 있다. 더 중요한 것은 균형 잡힌 식사를 하고 적절한 체중을 유지할 수 있어야 한다는 점이다.

행복한 건강여행 40

외모와 냄새는
지금 자신의
건강상태다

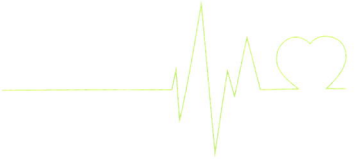

링컨은 어릴 때부터 외모 때문에 놀림을 많이 당했다. 코가 크고 광대뼈와 턱은 튀어나왔는데 키는 너무 크고 몸은 너무 말라서 균형감이 없었다. 멋진 청년과는 거리가 멀었다. 하지만 그는 큰 바위 얼굴에 조각된 위대한 인물이 되었다. 볼품없던 그가 어떻게 "40세가 넘으면 자기 얼굴에 책임을 지라"고 얘기할 만큼 외모에 대해서도 자신 있게 얘기할 수 있었을까? 그 이유는 외모도 나이 들면서 달라지는데 성품과 인격에 따라 더 멋있게 변한다는 사실을 알았기 때문이다. "행복은 마음 먹기에 달려 있다." "어떤 일을 할 수 있고, 해야 한다고 생각하면 길은 열리기 마련이다." "나는 계속 배우면서 갖추어간다. 언젠가는 나에게도 기회가 올 것이다." 이런 명언을 남긴 것처럼 그는 꾸준히 노력하고 준비했다. 꾸준히 공부하고 사람들을 설득하고 기다렸다. 스스로 할 수 없는 일은 신께 기도했다. 그것도 시간을 정해서 성경을 읽고 기도했다. 그러는 중에 그는 능력이 생겼고 외모도 권위 있고 감동을 주는 모습으로 변했다.

나 역시 흰머리와 주름이 늘고 있고 나이 들어 보이는 것을 피할 수는 없다. 하지만 감히 40대 이후 남성과 여성 모두 자신의 외모에 대해서도 책임을 지라고 말하고 싶다. 그것은 나이 들면서 생긴 주름을 보톡스로 가리고 흰머리를 염색하라는 뜻이 아니다. 마음은 불만으로 가득 찼지만 겉으로는 웃음을 잃지 말라는 얘기도 아니다. 바로 평상심을 유지하고 건강한 생활습관으로 멋진 몸매를 만들고 깊은 성찰과 마음 수련을 하면 온화하고 믿음직한 얼굴 표정을 가질 수 있다는 것을 강조하고 싶다.

고등학교 동창회에 오랜만에 나가면 천차만별의 친구들을 보게 된다. 세월의 흐름을 어쩔 수 없다지만 너무나 안 좋은 모습으로 변한 친구들도 보게 된다. 그 자리에 나오지 못한 친구들 중에는 더욱 그런 친구들이 많다. 병원에 있다 보니 그런 친구들의 상담도 많이 받게 되는데 대개 자업자득이다. 자신의 몸과 마음을 가꾸는 생활이 아니라 술과 담배와 과로와 각종 스트레스에 찌들다 보니 40세 넘어서는 옛날의 건강과 자신감이 사라졌다. 또 구강관리에 대해서 얘기해주고 싶은 친구들도 많다. 환자를 보고 금연 상담을 하는 나는 냄새에 대해서 민감하다. 치아에 치은염이 심한 사람의 입에서는 박테리아 냄새가 나고, 담배에 찌든 사람의 입에서는 역겨운 담배 냄새가 난다. 자신감을 가지고 열심히 사는 사람에게 약간의 냄새는 인간적인 친근감을 일으키는 수단이지만 남에게 불편을 줄 정도면 자기관리가 안 된 것이다. 입 냄새를 줄이려면 평소 건강관리를 잘하는 것과 함께 구강 관리가 필요하다. 식사 후 양치질을 잘하고 치간 칫솔이나 치실을 꼭 쓰는 것을 권한다. 만약 잇몸 질환이 있다면 먼저 이 문제를 해결해야 한다. 치과 의사의 도움을 받아야 하는데 대개 간단하게 해결된다. 또 필요한 것은 입안을 건조하지 않게 하는 것이다. 자주 물을 마셔서 입 안의 세균수가 과도하게 많아지지 않도록 하면 입냄새도 줄어든다. 그리고 소화장애가 있거나 트림을 자주 하게 되면 입냄새가 심해질 수 있다. 한 번 정도는 내시경검사로 식도나 위, 십이지장에 병이 없다는 것을 확인하면 좋다. 식도 역류가 있거나 음식물이 위에서 십이지장으로 배출하는 데 문제가 있으면 입냄새가 심할 수 있기 때문에 이런 문제가 있다면 치료하는 것이 필요하다. 아울러 식사할 때마다 여유 있게 천천히 꼭꼭 씹어서 식사하는 습관을 갖는 것도 소화를 잘되게 하고 입냄새를 줄이는 방법이다.

나이가 들면서 가장 경계해야 할 것은 고리타분한 냄새다. 이 냄새는 코로 맡는 것이 아니라 대화할 때 은연중에 오감으로 느낄 수 있는 냄새이다. 이미 지난 시절 얘기만 하고, 한물 간 지식으로 아는 체하고, 젊은 사람들의 감성과 문화에는 문외한이고, 여러 사람 모인데서 피해야 할 주제인 정치, 종교 얘기하기 좋아하고, 남녀차별 상하관계 분명하고, 소수자들은 무시하고, 돈만 알고 문화는 모르고, 술잔 돌리고 폭탄주 좋아하는데 회식으로 영화 보고 공연 보는 일은 꿈도 못 꾸는 사람이 되어가고 있지는 않은가? 시대의 큰 흐름을 읽지 못하고 "요즘 젊은 것들은……"하며 혀를 끌끌 차지는 않은지, 스스로 해결할 수도 없는 큰 담론은 얘기하는데 조금만 관점을 바꾸면 할 수 있는 남 배려하기, 좋은 분위기의 직장 만들기, 요리하기, 정원이나 화분 가꾸기, 여행 등에 대해서는 별 관심이 없고 얘기하지도 못하는 고리타분한 남자가 되고 있지는 않은지…….

40이 넘어서는 연륜이 쌓이면서 겸손함과 자신감이 함께 느껴져야 멋이 있다. 펌핑하는 테스토스테론을 주체 못하는 시절은 지났다. 하지만 여전히 남성다움을 유지할 수 있을 정도의 호르몬은 나온다. 이팔청춘을 지나 나이가 들면서 젊음의 패기와 싱싱함은 줄어들지만 대신 인간미와 지혜와 여유가 드러나면 멋이 있다. 사색과 독서로 깊이를 더하고, 건강한 습관을 생활화하면 내적인 아름다움이 외적으로 나타난다. 마음의 평화를 누리면 남을 편하게 하는 인상이 되고, 삶의 기쁨이 넘치면 만나는 사람들이 즐거워한다. 나잇살과 뱃살이 드러나는 외모가 아니라 적당한 식사와 운동으로 만들어진 몸매에 건강미가 있다. 40이 되어도 외모에 자신이 없다면, 그리고 다른 사람을 불편하게 하는 냄새가 입에서, 몸에서 난다면 이것은 조상 탓이 아니고 자신 탓이다. 외모에서, 태도에서, 자태에서 멋과 맛과 향기를 드러내는 중년은 자기관리에서 온다.

내 몸이 보내는 신호
몸은 답을 알고 있다

1판 1쇄 펴낸날 2013년 6월 25일

지은이 김철환
기획진행 북케어

펴낸이 하연수
펴낸곳 기획출판 거름

출판등록 제7-11호(1979년 6월 28일)

주소 121-820 서울시 마포구 망원동 338-78 정하빌딩 2층
이메일 keorum1@naver.com
전화 (02)333-2121 **팩스** (02)333-7877

ISBN 978-89-340-0400-4 03510

* 책값은 뒤표지에 있습니다.
* 잘못 만들어진 책은 구입하신 곳에서 바꾸어 드립니다.
* 이 책은 저작권법에 따라 보호받는 저작물이므로 무단 전재와 무단 복제를 금합니다.